WAS SITZT MIR IM NACKEN?

Birgit Deutsch

WAS SITZT MIR IM NACKEN?

Neue Wege zu mehr Wohlbefinden
für Nacken und Schultern

Autorin: Birgit Deutsch

Illustration: Carina Lindmeier

Layout und Covergestaltung: Tanja Linke

Verlag: Buchschmiede von Dataform Media GmbH, Wien

ISBN: 978-3-99084-142-6 (Paperback)
ISBN: 978-3-99084-143-3 (Hardcover)
ISBN: 978-3-99084-144-0 (e-Book)

Printed in Austria

INHALTSVERZEICHNIS

DANKSAGUNG

Viele liebe Menschen haben mich auf dem Weg, dieses Buch zu schreiben, unterstützt. Im Speziellen möchte ich Sita und Margit für ihre Expertise, Valerie für ihre konstruktive Kritik, Sigrid für ihre energetisch-spirituelle Unterstützung, Katrin für ihre wertvollen Tipps und meiner Familie für ihre emotionale Hilfestellung danken. Außerdem konnte ich auf ein tolles Frauenteam für Lektorat, Grafiken und Layout zählen. Besonders möchte ich auch meinen Klienten und Klientinnen danken, die durch ihr Nachfragen und ihre Neugier den Anstoß für dieses Projekt gegeben und mir damit ein fruchtbares Forschungsfeld eröffnet haben. Zudem haben sich mir durch die offenen Gespräche mit ihnen zahlreiche Zusammenhänge gezeigt.

Ihr habt mich damit in einem für mich wichtigen Prozess unterstützt und es mir ermöglicht, zu lernen und zu wachsen.

Danke!

VORWORT

Als mir Birgit Deutsch von ihrem Vorhaben berichtete, sich umfassend mit Problemen des Nackens und des Schultergürtels zu beschäftigen, war ich gleich von der Wichtigkeit dieses Vorhabens überzeugt.

Liebe Leserin und lieber Leser, ich möchte Sie jetzt einladen, sich einen Moment Zeit für eine Bestandsaufnahme zu nehmen und diese Region Ihres Körpers kurz zu erforschen: Atmen Sie tief durch, machen Sie es sich bequem und spüren Sie in Ihren Nacken und Ihren Schultergürtel hinein: Was ist das erste, das Sie wahrnehmen? Welche Körperempfindungen spüren Sie? Gibt es Unterschiede zwischen rechts und links? Nehmen Sie Gefühle wahr, die sich zeigen möchten? Gibt es Bilder, Erinnerungen, Gedanken, Assoziationen, die Sie bemerken? Was geschieht, wenn Sie dieser Region ein bisschen Zeit und Raum geben, sich Ihnen zu zeigen?

Probleme in diesem Bereich sind sehr weit verbreitet und betreffen wahrscheinlich die meisten von uns.

Warum, wie und vor allem, wie wir besser damit umgehen können – all dem geht dieses Buch auf die Spur, in einer sehr achtsamen, informativen und umfassenden Art und Weise. So wird eine Brücke gebaut zwischen verschiedenen medizinischen und therapeutischen Schulen und Ansätzen, stets im Bestreben, wertschätzend zu informieren statt dogmatisch zu belehren, die Fülle der Möglichkeiten und Zugänge aufzuzeigen, anstatt in reduktionistisches „Schwarz-Weiß-Denken“ zu verfallen. Stets steht das Verbindende im Vordergrund – und nicht das Trennende. Dieses Buch bietet Ihnen einen sehr weiten und ganzheitlichen Einblick in ein für unser alltägliches Erleben so wichtiges Thema, Zusammenhänge werden verdeutlicht und die Möglichkeiten der eigenen Einflussnahme und Selbstwirksamkeit aufgezeigt und unterstrichen.

Ich bin überzeugt, dass Sie genauso von der Lektüre inspiriert werden, wie ich es war. Viel Freude beim Lesen.

Dr.med. Sita Silvia Sitter

EINLEITUNG

Dieses Buch entstand aufgrund der häufig gestellten Frage, die meine Klienten und Klientinnen in meiner Massagepraxis[1] an mich richten: „Warum leide ich unter ständigen Schmerzen im Nacken- und Schulterbereich? Was kann ich dagegen tun?"

Diese Fragen habe ich mir viele Jahre selbst gestellt, da ich chronische Schmerzen in diesem Bereich bis hin zu massiven Migräneattacken aus eigener, leidvoller Erfahrung kenne. Deshalb machte ich mir zum Ziel, die unterschiedlichen Zusammenhänge zu erforschen. Und – ganz wichtig – Information hilft! Eine neuere österreichische Studie weist einen Zusammenhang nach, der mir ebenfalls sehr plausibel erscheint: Wer gut informiert ist, kommt mit Schmerzen besser zurecht.[2]

Also: Was verstärkt die schmerzhaften Verspannungen, wo können Ursachen zu finden sein beziehungsweise was lindert die Beschwerden? Worauf könnten sie hinweisen und wo finde ich Ansätze, die über die physischen Komponenten hinausgehen? Dieses Buch enthält sowohl Ergebnisse umfangreicher Recherchen als auch Erfahrungen aus meiner Massagepraxis und persönliche Erkenntnisse meiner eigenen Suche nach einer höheren Lebensqualität. Mir ist wichtig, die Thematik ganzheitlich zu erfassen, da dies meinem Welt- und Menschenbild entspricht. Das bedeutet, dass ich mich nicht auf eine Erfahrungsebene beschränkte, sondern einen ganzheitlichen Blick auf dieses weitverbreitete Phänomen entwickelte. Daraus spannt sich der Bogen von der körperlichen über die soziokulturelle zur psychischen, mentalen, emotionalen, energetischen und spirituellen Ebene.

Da in meinem Verständnis überall dort Aspekte der Entstehung von Schmerzen im Schulter- und Nackenbereich zu finden sind, können auch vielseitige Lösungsansätze entwickelt werden. Dabei ist mir besonders wichtig, die Eigenermächtigung zu stärken sowie Möglichkeiten der Einflussnahme auf-

1 Ich arbeite als selbstständige Nuad-Praktikerin, d.h. als Masseurin für Traditionelle Thailändische Massage
2 Quelle: How are socio-demographic and psycho-social factors associated with the prevalence and chronicity of severe pain in 14 different body sites? A cross-sectional population-based survey. In: wiener klinische wochenschrift 1-2/18, S. 14ff. In der genannten Studie hat sich gezeigt, dass Menschen mit höherem Wissen und einer guten sozialen Einbindung die Intensität ihrer Schmerzen geringer wahrnehmen und damit besser umgehen können.

zuzeigen. Durch diese Erfahrung der Selbstwirksamkeit können wir wiederum ganzheitlich in unserem Wohlbefinden und unserer Entwicklung profitieren.

Ich biete an vielen Stellen mögliche Interpretationen für die genannten Beschwerden an. Diese sollen lediglich als Inspiration für eigene Untersuchungen dienen, keinesfalls jedoch Behauptungen darstellen. Es ist mir sehr wichtig, betroffenen Personen immer den Raum zu geben, selbst herauszufinden, welche Zusammenhänge und Interpretationen für sie und ihre Lebenszusammenhänge jeweils stimmig sind.

Natürlich erhebe ich in keiner Weise Anspruch auf Vollständigkeit. Die hier vorliegende Sammlung von Faktoren und Möglichkeiten stellt den mir zurzeit zugänglichen Wissens- und Erfahrungsstand dar und soll Ihnen als Inspiration dienen. Wählen Sie, was Ihnen interessant und nützlich erscheint. Vertiefen Sie sich, wenn es passt, in die „Weiterführende Info". Unter „Das Wichtigste" präsentiere ich, manchmal zugespitzt formuliert, meine Essenz zum Thema. Überspringen Sie, was Sie thematisch nicht anspricht. Mein Ziel ist es, Ihnen Hinweise zur Verbesserung Ihrer Lebensqualität zu geben. Chronische Verspannungen beeinträchtigen unseren Alltag. Somit kann jegliches erweiterte Wissen über diese Beschwerden, das zu einem größeren Verhaltensspielraum führt, unseren Alltag verbessern.

Im ersten Teil werden wir medizinische Grundlagen erarbeiten, um relevante Bezüge zum Thema Nacken und Schultern zu erfassen. Der zweite Teil widmet sich Überlegungen zum Thema Ganzheitlichkeit. Hier werde ich begründen, warum ich verschiedene Erfahrungsebenen berücksichtige. Im dritten Teil gehen wir inneren und äußeren Faktoren, welche die genannten Probleme begünstigen, auf den Grund. Diese Teile sind durch vielfältige Rechercheergebnisse untermauert; hier finden Sie zahlreiche Quellenangaben.

Im vierten Teil wenden wir uns der energetischen Perspektive zu, die uns ebenso Erklärungen und Möglichkeiten liefert. Der fünfte Teil fokussiert auf das Thema Spiritualität, um die Thematik in ihrer Tiefe zu beleuchten. Diese Teile gründen in einem hohen Maße auf meinen eigenen Überlegungen, Erkenntnissen und meiner Erlebniswelt. Mir ist bewusst, dass diese subjektiven Erkenntnisse eben meine Sicht der Zusammenhänge wiedergeben.

Trotz des Mangels an „objektiver Wahrheit“ möchte ich Ihnen aber auch diese Ergebnisse nicht vorenthalten, da sie meinem oben genannten Ziel der Verbesserung der Lebensqualität entsprechen. Im sechsten Teil folgen Überlegungen zu unserem Körper als Wohnstatt und Lehrer. Abschließend wenden wir uns im siebten Teil den konkreten Möglichkeiten zu, bei Beschwerden im Nacken- und Schulterbereich Abhilfe zu schaffen.

Was mir besonders am Herzen liegt, ist die Tatsache, dass unseren Beschwerden – welchen auch immer – mehrere Ursachen zugrunde liegen können. Diese Tatsache drückt eine kluge Freundin auf folgende plastische Weise aus: „Man kann Läuse UND Flöhe haben.“ Diese Wahrheit ist jedoch nicht Allgemeingut. Mir sind tragische Beispiele bekannt, wo das Auffinden psychosomatischer Zusammenhänge zur trügerischen Ansicht geführt hat, dass keine weiteren medizinischen Untersuchungen notwendig seien. Jedoch: Psychische Faktoren schließen medizinischen Handlungsbedarf nicht aus. Stress kann gepaart mit einem Bandscheibenvorfall auftreten, Depressionen mit einer Krebserkrankung. Meine Ausführungen sind demnach unbedingt vor dem Hintergrund einer medizinischen Abklärung zu verstehen.

So lade ich Sie ein, sich mit mir auf eine Entdeckungsreise zu begeben. Wenn Sie über einen längeren Zeitraum unter Schmerzen im Nacken- oder Schulterbereich leiden, diese medizinisch abgeklärt haben und darüber hinaus an einer Veränderung der Situation interessiert sind, werden Sie in dieser Zusammenschau sowohl Bekanntes als auch Neues finden. Ich wünsche mir, dass ich Ihnen hier weitere Möglichkeiten, Einblicke und somit neue Spielräume eröffne. Spielräume sind immer ein guter Anfang.

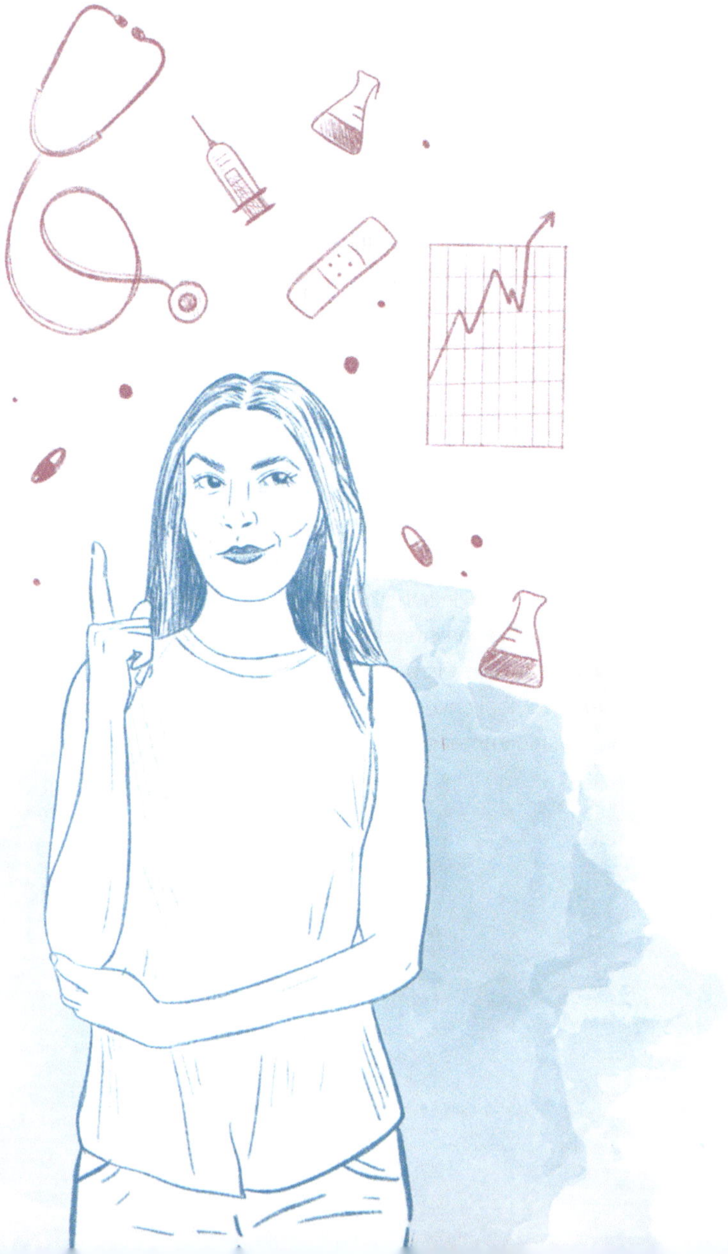

Teil 1

WAS SAGT DIE MEDIZIN?

In diesem Teil werden wir neben den häufigsten Störungen die Besonderheiten der Region Schultern/Nacken untersuchen und uns mit den körperlichen Strukturen und Systemen, die damit in Verbindung stehen, auseinandersetzen. Ein besseres Verständnis der Funktionsweise unseres Körpers begünstigt die Eigenwahrnehmung und dadurch auch die Selbstfürsorge. Vereinfacht gesagt: Wenn wir unseren Körper besser verstehen, können wir besser für ihn sorgen.

Wir wissen, dass Rückenschmerzen unter die sogenannten Volkskrankheiten fallen. Laut Statistik Austria[3] stellen Kreuzschmerzen die häufigste chronische Krankheit dar, Nacken- und Kopfschmerzen befinden sich ebenfalls unter den acht häufigsten chronischen Krankheiten. Eine neuere Studie weist nach, dass 38,6 Prozent der österreichischen Bevölkerung im Laufe eines Jahres starke Schmerzen hatten, davon 64,4 Prozent unter chronischen Schmerzen litten. Hier nimmt der Nacken nach dem unteren Rücken und den Beinen den dritten Platz ein.[4] Schmerzen im Bereich des oberen Rückens beeinträchtigen somit den Alltag vieler Menschen. Spannungs- und Steifheitsgefühle im Nacken, schmerzende und bewegungseingeschränkte Schultern führen zu verminderter Mobilität. Diese reduziert die Bereitschaft und Freude an Bewegung. Unsere häufig sitzend durchgeführten beruflichen Tätigkeiten und auch unser oft bewegungsarmes Freizeitverhalten begünstigen die Ent-

3 Gesundheitsbefragung (Austrian Health Interview Survey – ATHIS) 2014
4 Studie um Professor Dorner: How are socio-demographic and psycho-social factors associated with the prevalence and chronicity of severe pain in 14 different body sites? A cross-sectional population-based survey, in: Wiener linische Wochenschrift 1-2/18, S. 14ff.

stehung und Chronifizierung dieser Beschwerden. Viele von uns kennen die hier beschriebenen Symptome aus eigener Erfahrung: Die Beweglichkeit von Kopf oder Schultergürtel ist eingeschränkt, wir spüren einen meist ziehenden Schmerz im Bereich der Schultern oder des Nackens, welcher in weiterer Folge auch zu Kopfschmerzen führen kann. Doch um welche Störungen handelt es sich dabei? Was sind die häufigsten Beschwerden, die uns im Bereich Nacken/Schultern begegnen?

Diese wollen wir im Folgenden untersuchen.

HÄUFIGE STÖRUNGEN

HALSWIRBELSÄULEN- ODER CERVIKALSYNDROM[5]

Darunter versteht man zusammengefasst Beschwerden im Bereich der Halswirbelsäule. Diese äußern sich meist in akuten oder chronischen schmerzhaften Verspannungen mit Bewegungseinschränkungen im Nacken- und Schultergürtelbereich. Von chronischen Schmerzen spricht man bei Schmerzen, die länger als drei Monate anhalten. Es können auch Nervenschmerzen im Nacken auftreten, die in einen Arm, in beide Arme oder in das Hinterhaupt ziehen. Durch eingeschränkten Blutfluss in den Wirbelarterien kommt es häufig zu Schwindelgefühlen und Kopfschmerzen.

BANDSCHEIBENVORFALL

Starke Schmerzen im Nackenbereich können auf verletzte Bandscheiben hinweisen. Diese Möglichkeit wird oft außer Betracht gelassen, da viele Menschen Bandscheibenvorfälle ausschließlich dem Lendenwirbelsäulenbereich zuordnen. Die Bandscheiben können auch im Nackenbereich durch Überbelastung beziehungsweise Fehlhaltung nicht mehr ausreichend in der Lage sein, ihre dämpfende Funktion auszuüben. Beim Bandscheibenvorfall (dem Bandscheibenprolaps) handelt es sich um einen Riss der Bandscheibe, bei der Bandscheibenprotrusion um eine Vorwölbung des Faserrings über den Wirbelrand hinaus.

5 Zervikal: die Halswirbel betreffend

MYOGELOSEN (HARTSPANN)

Myogelosen bezeichnen tastbare, meist druckschmerzhafte Verdickungen eines Muskels mit Knoten- oder Wulstbildung. Die Ursachen sind in lokalen Stoffwechselveränderungen zu finden, in manchen Fällen auch in Entzündungen der Muskulatur durch lokale Minderdurchblutung.

SCHULTERLUXATION

Durch ihre enorme Beweglichkeit ist die Schulter besonders anfällig für Luxationen, das heißt Verrenkungen. Diese treten meist durch einen Unfall oder äußere Gewalteinwirkung auf. Nach einer Erstverrenkung wird eine weitere Verrenkung wahrscheinlicher, begünstigt durch eine schwache Muskulatur und einen schwachen Band-Kapsel-Apparat.

FROZEN SHOULDER

Dieser Begriff beschreibt eine plötzlich auftretende schmerzbedingte Aufhebung der Beweglichkeit der Schulter ohne erkennbaren Auslöser. Begünstigt wird das Auftreten durch Erkrankungen des Stoffwechsels wie Diabetes oder Schilddrüsenüberfunktion, Verschleißerkrankungen der Halswirbelsäule und Lungen- oder Herzerkrankungen.

SCHLEIMBEUTELENTZÜNDUNG (BURSITIS)

Schleimbeutel sind kleine, mit Flüssigkeit gefüllte Säckchen, die im Bereich des Bewegungsapparates an Stellen mit erhöhter mechanischer Druckbelastung zu finden sind. Zum Beispiel weisen Ellbogen, Knie und Schultern Schleimbeutel auf. Im Anschluss an eine Verletzung, eine Überbeanspruchung oder Infektion kann es durch Entzündung des lokalen Schleimbeutels zu Schmerzen, Schwellungen und einer lokalen Bewegungseinschränkung kommen.

SCHLEUDERTRAUMA (PEITSCHENSCHLAGSYNDROM)

Unter einem Schleudertrauma versteht man eine Weichteilverletzung im Bereich der Halswirbelsäule. Meist liegt eine Zerrung der Nackenmuskulatur vor, es können jedoch auch schwerwiegendere Verletzungen wie Verschiebungen oder Verrenkungen der Halswirbelsäule entstehen. Ausgelöst wird das Schleudertrauma häufig durch einen Auffahrunfall, bei dem plötzlich eine starke Kraft auf den Nacken einwirkt. Es sind jedoch auch andere Auslöser wie zum Beispiel Tauchunfälle bekannt.[6]

TINNITUS

Tinnitus ist die medizinische Bezeichnung für Ohr- und Kopfgeräusche, welche nicht auf äußere Schallquellen zurückzuführen sind. Vermutlich dürfte eine Funktionsstörung im Innenohr dafür verantwortlich sein, dass diese Geräusche vom Gehirn des Betroffenen „gedacht" werden. Sie sind aber nicht eingebildet. Während der Tinnitus für einen Teil der Betroffenen nur leicht beeinträchtigend wirkt, ist er für den anderen lebensbeeinträchtigend und mit großem psychischen Stress verbunden. Dieser baut sich ständig aufs Neue auf und ist oftmals mit panikartigen Angstzuständen verbunden. Zumeist erfolgen daraus schwerwiegende Auswirkungen auf das Berufs- und Privatleben.[7]

Weiterführende Info:

Die häufigste Tinnitus-Ursache ist die schleichend einsetzende Altersschwerhörigkeit. Bei jüngeren Personen ist vor allem Stress der häufigste Auslöser. Der Körper könnte uns hier mitteilen wollen, dass wir „zu viel um die Ohren haben".[8] Möglicherweise gilt es auch, mehr nach „innen" und weniger nach „außen" zu hören. Tinnitus ist häufig auch Begleiter oder Vorbote eines Burnout. Neben Erkrankungen des Mittel- und Innenohres oder seltenen Tumorarten können auch seelische Kränkungen, Trennungen oder intensive Verlusterfahrungen Tinnitus auslösen.

Wenn Probleme der Halswirbelsäule ursächlich für den Tinnitus sind, können physiotherapeutische Behandlungen Besserung erzielen. Manchmal sind unsachgemäße chiropraktische Behandlungen Auslöser für Tinnitus.

KIEFERSCHMERZEN

Kieferschmerzen treten oft massiv auf und behindern die Betroffenen beim Sprechen, Kauen und Trinken. Eine Vielzahl von Gründen kann für Kieferschmerzen verantwortlich sein, die exakte Diagnose ist daher manchmal schwierig. Bakterielle und virale Entzündungen, Zahnfehlstellungen und häufig nächtliches Zähneknirschen können Auslöser darstellen. Ebenso gibt es eine Wechselwirkung zwischen Verspannungen in Rücken und Nacken und

6 Quelle: www.forumgesundheit.at
7 Quelle: http://www.oetl.at Österreichische Tinnitus-Liga
8 Quelle: www.tinnituszentrum.at

Verspannungen im Kiefergelenk. Da dieses Gelenk zu den kräftigsten Gelenken im menschlichen Körper zählt, können die lokalen Verspannungen ein enormes Ausmaß erreichen. Das Kiefergelenk kann auch an der Entstehung von Tinnitus beteiligt sein.

Wir haben nun die häufigsten Störungen der Region Schultern und Nacken untersucht. Diese Aufzählung ist natürlich nicht vollständig, umfasst jedoch die verbreitetsten Beschwerden. In meine Massagepraxis kommen häufig Menschen mit Cervikalsyndrom oder Schulterproblemen. Auch Tinnitus in unterschiedlicher Ausprägung wird mir von vielen KlientInnen als Symptom genannt.

Für viele meiner KlientInnen stellt sich die Frage: Warum schmerzt mich ausgerechnet der Nacken? Warum sind meine Schultern so anfällig für Schmerzen und Beschwerden? Was ist das Besondere an dieser Stelle meines Körpers? Diese spezifische anatomische Region weist einige Besonderheiten auf, die wir im Folgenden näher betrachten wollen, um unsere Anfälligkeit für Schmerzen besser zu verstehen. Einige Aspekte werden wir später genauer untersuchen.

BESONDERHEITEN DER REGION SCHULTERN/NACKEN

Meine Recherchen und eigenen Überlegungen haben folgende Aspekte ergeben, die spezifisch für die hier untersuchte Region sind.

ENGSTELLE HALS (CRANIOCERVICALER ÜBERGANG)

Der Hals stellt die Verbindung zwischen Rumpf und Kopf dar. Als solches kommt ihm eine Sonderstellung zu. So wird hier eine große Zahl bedeutender Leistungen vom Körper zum Gehirn verschaltet und koordiniert und umgekehrt. Die Sonderstellung ergibt sich dadurch, dass der Hals quasi ein Nadelöhr darstellt. Er muss schmal und beweglich sein, um die Nutzung der Sinnesorgane Augen, Ohren und Nase in alle Richtungen zu gewährleisten. Gleichzeitig bietet er Raum für wesentliche Strukturen: Die Region der Halswirbelsäule enthält eine Vielzahl wichtiger anatomischer Strukturen wie unter anderem große Blutgefäße für die Versorgung von Rückenmark und Gehirn.

Wenn zum Beispiel die Arteria vertebralis (Wirbelarterie) aufgrund von Verspannungen Druck ausgesetzt wird, kann sich das auf die Durchblutung des Gehirns auswirken.[9] Konzentrationsstörungen, Schwindel, Müdigkeit oder Wahrnehmungsausfälle können daraus resultieren. Außerdem befinden sich im Bereich des Halses neben dem Rückenmark wesentliche Nervenbahnen. Die Luft- und die Speiseröhre finden hier ebenfalls Platz, auch die Stimme und das Sprechen haben hier ihren Sitz.

Weiterführende Info:
Auch der Vagus, der zehnte Hirnnerv und größter Nerv des Parasympathikus (des Ruhesystems), zieht seitlich am Hals Richtung Brusthöhle. Er reguliert die Aktivität der inneren Organe und sorgt für Ruhe und Entspannung im menschlichen Organismus. Wenn er muskulärem Druck ausgesetzt ist, kann dies zu Unruhe führen und körperliche und psychische Entspannung erschweren.

Nach Mosetter und Mosetter, den Begründern der Myoreflextherapie[10], haben neue Untersuchungen gezeigt, dass die obere Halswirbelsäule eine besondere Rolle bei der Produktion des Ruhehormons Melatonin spielt. Über Verschaltungen dieser Region erhält die Zirbeldrüse als Produktionsort des Melatonins ihre Produktionsreize. Spannungen und Fehlstellungen der oberen Halswirbelsäule tragen so indirekt zu Störungen des Schlaf-Wach-Rhythmus und des inneren Zeittakts bei.[11]

Nach kleineren oder größeren Unfällen wie zum Beispiel einem Schleudertrauma ist gelegentlich eine instabile Halswirbelsäule die Folge. Dies wird oft nicht sofort erkannt, kann jedoch zu weitreichenden Beschwerden führen. Wenn die obersten Halswirbel, Atlas und Axis, verschoben sind, erfolgen mechanische Reize der umliegenden Nerven. Diese Reize können Sinneseindrücke verändern sowie den Stoffwechsel beeinflussen.[12]

Auch auf energetischer Ebene spielt der Nacken eine besondere Rolle. Hier ist eine Verbindung zwischen Denken und Fühlen lokalisiert, man spricht daher auch von einer Brücke. Ist dieser energetische Kanal wenig durchlässig,

9 Vgl. Mosetter/Mosetter, Wie der Rücken die Seele und die Seele den Rücken heilt, S. 23
10 Die Myoreflextherapie ist eine alternativmedizinische Behandlungsmethode gegen Funktionsstörungen des Bewegungsapparates
11 Vgl. Mosetter/Mosetter, Wie der Rücken die Seele und die Seele den Rücken heilt, S. 23
12 Vgl. Kuklinski/Schemionek, Schwachstelle Genick, Ursachen, Auswirkungen und erfolgreiche Therapie

fühlen wir uns irritiert und sind möglicherweise in unserem Selbstausdruck eingeschränkt.

UNSERE HALTUNG

Die Haltung wirkt sich auf alle Ebenen unseres Seins aus. Sie beeinflusst die Arbeit unserer Organe, unser psychisches Befinden, unser Auftreten gegenüber der Umgebung. Im Besonderen findet sich ein Zusammenhang zwischen unserer Haltung und Beschwerden in der Nacken- beziehungsweise Schulterregion, da eine ungünstige Haltung die Nackenmuskulatur dauerhaft überlastet und damit zahlreiche Fehlfunktionen nach sich zieht.

Martin Pinsger, Facharzt für Orthopädie und orthopädische Chirurgie in Wien, meint: „90 Prozent der Bevölkerung haben eine körperliche Fehlhaltung. Diese trägt die Hauptschuld an chronischen Verspannungen und Schmerzen."[13] Die Schultern seien hochgezogen und zu weit vorn, der Rücken gekrümmt. Der Kopf sei ebenfalls zu weit nach vorn geneigt, das führt dazu, dass dieser nicht auf dem Körper thront, sondern sein Gewicht ständig gehalten werden muss. Diese Anstrengung löst Schmerzen aus.

NACKEN ALS TEIL DER RÜCKENFASZIE ODER OBERFLÄCHLICHEN RÜCKENLINIE

Die Bedeutung der Faszien (auch Bindegewebe genannt) erschließt sich erst allmählich einem breiteren Bewusstsein. In den letzten Jahrzehnten wurde zunehmend erkannt, wie sehr sich der Zustand unserer Faszien auf andere Bereiche des Körpers auswirkt. Der Nacken liegt innerhalb der Oberflächlichen Rückenlinie, welche sich von der Unterseite der Zehen um die Ferse herum an der Rückseite des Körpers hinauf bis über den Scheitel erstreckt.[14] Aufgrund der Länge dieser faszialen Leitbahn haben sämtliche Dysbalancen wie zum Beispiel Verkürzungen im Gewebe der Beine auch Auswirkungen auf das Gewebe im Nacken.

SCHULTERN

Das Schultergelenk ist das beweglichste Gelenk im ganzen Körper, dieser Umstand ermöglicht eine Bewegung unserer Arme in alle Richtungen. Aus

13 Zit. In: Lebensweise, Raum für Gesundheit, Genuss und Dialog, Jahrgang 07, Oktober/November 2016, S. 11
14 Vgl. Myers/Earls, Faszien-Release, S. 269

dieser hohen Beweglichkeit resultiert eine gewisse funktionelle Instabilität. Der Schultergürtel ist an keiner Stelle direkt mit der Wirbelsäule verbunden. Die einzige knöcherne Verbindung besteht über das Brustbein, welches über die Rippen mit der Wirbelsäule verbunden ist.

Weiterführende Info:
Das Sternoklavikulargelenk stellt die Verbindung des Brustbeins mit dem Schlüsselbein dar, dieses ist über das Akromioklavikulargelenk mit dem Schulterblatt verbunden. Eine muldenförmige Vertiefung in der oberen äußeren Schulterblattecke bildet die Schultergelenkpfanne, die mit dem Kopf des Oberarmknochens ein Kugelgelenk - das Schultergelenk - formt. Über die Schultergelenkpfanne besteht die einzige Verbindung des Armes zum Rumpfskelett.

Damit das Schultergelenk stabil bleibt, ist es von Muskeln umschlossen. Auch Bänder und Sehnen sichern das Gelenk. Dennoch verbleibt eine gewisse Instabilität, welche Verspannungen begünstigt. Vor allem die Zone zwischen den Schulterblättern weist häufig Verspannungen auf. Diese setzen sich Richtung Schultern und Nacken fort und werden oft erst dort schmerzhaft wahrgenommen. Durch die Verbindung der Schultern mit der Halswirbelsäule über die Schulterblätter wird starker Zug, zum Beispiel durch schweres Tragen, an die empfindliche Halswirbelsäule weitergegeben. Oft ist die tiefe Rückenmuskulatur, die vorwiegend für lange Haltearbeit des Rückens ausgelegt ist, aufgrund mangelhafter oder einseitiger Bewegung wenig ausgeprägt. Dann müssen die Muskeln der Schulterregion mithelfen, was zu Überlastung führt.

DER NACKEN ALS BESONDERS SENSIBLE REGION

Wir tragen in unserem Körper in vielen Aspekten das Erbe unserer Vorfahren. Unser Nervensystem, auf welches wir noch genauer eingehen werden, „weiß" aus längst vergangener Vorzeit, dass der Nacken bei Angriffen von Raubtieren besonders verletzlich ist. Aus diesem instinktiven Wissen heraus reagieren wir auch heute in beängstigenden Situationen vorrangig mit einem unbewussten Hochziehen der Schultern und Anspannen der Muskeln als sofort verfügbare Schutzmaßnahme. Die Rolle von Stress in unserer modernen westlichen Gesellschaft und die Konsequenzen für unseren Körper werden wir später näher beleuchten.

Der Nacken ist eine mit besonders vielen Nervenbahnen durchzogene Zone, vergleichbar mit unserem Gesicht, den Händen und den Geschlechtsteilen. Daraus ergibt sich eine höhere Anfälligkeit für Schmerzen und Beschwerden. Den Vorteil dieser hohen Sensitivität sehe ich darin, dass wir sehr empfänglich für Berührungen des Nackens sind. Er stellt sowohl bei Männern als auch bei Frauen eine erogene Zone dar. Emotionen wie Nähe und Geborgenheit sind hier leichter zugänglich. Die erhöhte Sensitivität des Nackens erleichtert das Erreichen von Entspannungsreaktionen während einer Massage.

NACKEN-/SCHULTERPROBLEME AUS SICHT DER TRADITIONELLEN CHINESISCHEN MEDIZIN (TCM)[15]

In der TCM wird unsere Lebensenergie Qi in den Organen produziert oder aufgenommen und uns zur Verfügung gestellt. Dies versorgt uns rund um die Uhr mit Energie. Ist ein Bereich mangelhaft mit Qi durchströmt, kann dort eine schmerzhafte Blockade oder Krankheit entstehen. Das Netzwerk für die Lebensenergie Qi ist das Meridiansystem. Das sogenannte Leitbahn- oder Meridiansystem verknüpft innen und außen, oben und unten im Menschen und stellt über die Haut auch die Verbindung zu Umwelteinflüssen dar. Dort befinden sich auch die 365 wichtigsten Akupunkturpunkte, welche den Energiehaushalt wieder ins Gleichgewicht bringen können. Im Hals-/Nackenbereich ziehen alle Hauptmeridiane auf engem Raum durch, er stellt deshalb in der TCM eine besonders sensible Region dar.

NACKEN UND SCHULTERN AUS SICHT DER ROSEN-METHODE

Die Rosen-Methode ist eine achtsame Berührungsarbeit, bei der durch sanftes manuelles Bearbeiten verspannter Muskulatur darin gespeicherte, nicht gelebte Emotionen freigesetzt werden.

Marion Rosen, die Begründerin dieser Methode, entdeckte in ihrer Arbeit die sogenannten „Deckelmuskeln" im Hals-/Nackenbereich. Bei diesen handelt es sich um drei Muskeln, nämlich die Treppenmuskeln (Musculi scaleni), den Schulterblattheber (Musculus levator scapulae) und den Schulter-Zungenbeinmuskel (Musculus omohyoideus). Wir spannen diese unbewusst dauerhaft an, wenn wir als unangenehm erlebte Gefühle abwehren. Diese Muskeln

15 Dieses Kapitel kam dankenswerter Weise durch ein Interview mit Frau Margit Reisenhofer zustande. Frau Dipl.MTF Reisenhofer ist TCM-Therapeutin und leitet die TCM-Abteilung einer Wiener Apotheke.

fungieren als „Deckel", um das Aufsteigen abgewehrter Gefühle zu verhindern. Oft wird die Dauerspannung in diesem Gebiet nicht bewusst wahrgenommen. Das Festhalten kann jedoch zu Schmerzen, Funktionsstörungen und Bewegungseinschränkungen führen.

Wir haben uns nun einen Überblick über die Besonderheiten der Nacken- und Schulterregion verschafft. Im Weiteren untersuchen wir ausgewählte Organisationssysteme unseres Körpers. Diese weisen meinem Verständnis nach einen Bezug zu den genannten Beschwerden auf und erschließen ein tieferes Verstehen körperlicher Vorgänge.

ORGANISATIONSSYSTEME DES KÖRPERS

Betrachten wir nun einige wichtige Systeme unseres Körpers näher, um Zusammenhänge mit den Beschwerden im Nacken-/Schulterbereich besser zu verstehen.

DIE ATMUNG – MEHR ALS UNSERE GRUNDVERSORGUNG

Ich habe im Zuge meiner Massagetätigkeit festgestellt, dass Personen mit ausgeprägten Schmerzen im Schulter- und Nackenbereich häufig flach atmen beziehungsweise ihren Atem in auffälliger Weise zurückhalten. Meinem Verständnis nach gibt es hier einen Zusammenhang. Zum einen dadurch, dass angespannte Muskeln die Atemtätigkeit einschränken, wie wir noch genauer untersuchen werden. Zum anderen wird der Atemfluss oft unbewusst reduziert, um Schmerzen und/oder schmerzhafte Gefühle in geringerem Ausmaß zu spüren. Hier kann ein sich verstärkender Kreislauf entstehen: Wenn eine flache Atmung als ständiges Atemmuster besteht, signalisiert dies dem Nervensystem „Stress". Das Nervensystem (im Speziellen der Sympathikus, wie wir noch sehen werden) erhöht daraufhin die Muskelspannung, wodurch die Atmung flacher wird.

Um dies nachvollziehbar zu machen, möchte ich näher auf die Atmung eingehen.

Funktionsweise der Atmung

Wir unterscheiden die innere und äußere Atmung. Zweck der äußeren Atmung ist es, das Blut mit Sauerstoff anzureichern und von Kohlendioxid zu reinigen. Als innere Atmung oder Zellatmung bezeichnet man den Vorgang der Energiegewinnung durch Nährstoffabbau in den Zellen. Dabei wird Sauerstoff verbraucht und Kohlendioxid und Wasser zurückgelassen.[16]

Die Lunge steht ständig unter einer Zugbelastung und saugt sich förmlich an der Brustwand fest. Im Brustraum entsteht dadurch ein Unterdruck, der sich während der Einatmung erhöht und während der Ausatmung vermindert. Dieser Lungensog verengt den knöchernen Brustkorb und zieht das Zwerchfell in den Brustkorb hinein, bis sich ein Kräftegleichgewicht einstellt.

Weiterführende Info:

Über die luftleitenden oberen und unteren Atemwege – Nase, Rachen, Kehlkopf, Luftröhre, große und zunehmend kleiner werdende Bronchien – gelangt die eingeatmete Luft in die Bereiche der Lunge. Dort erfolgt durch das in den Kapillaren fließende Blut und den Luftdruck in den Lungenbläschen der Austausch von Kohlendioxid und Sauerstoff zwischen Blut und Atemluft.

Das Brustbein wird in drei Bereiche unterteilt, welche durch kleine Knorpelgelenke miteinander verbunden sind. Diese Gelenke ermöglichen eine gewisse Elastizität. Der an das Brustbein mittels Synovialgelenken anschließende Teil der Rippen besteht aus Knorpelmasse, daher ist dieser Teil des Brustkorbes durch Muskelverspannungen formbar, besonders durch jene des queren Brustmuskels (Musculus transversus thoracis).

Von der Atemruhelage ausgehend, atmen wir meist nur relativ flach ein, d.h. ein Atemvolumen von circa 0,5 Liter, und lassen zur Ausatmung Brustkorb und Lunge wieder passiv in die Atemruhelage zurückkehren. Bei Bedarf kann noch ein Luftvolumen von 2 bis 3 Liter zusätzlich eingeatmet werden. Wir können von der Atemruhelage weg noch weitere 1 bis 2 Liter ausatmen. Dann verbleibt noch Restluft von weiteren 1 bis 2 Litern in der Lunge, welche unserem willkürlichen Zugriff entzogen ist.

16 Vgl. Schwegler/Lucius, Der Mensch, Anatomie und Physiologie

Nach der bemerkenswerten Autorin und Begründerin der Ideokinese Mabel E. Todd[17] entwickelten sich der Bewegungsapparat und das Atmungssystem gleichzeitig, als die Wirbeltiere das Wasser verließen. Diese beiden Mechanismen blieben auch während der Weiterentwicklung der einzelnen Arten und ihrer Körperfunktionen eng verbunden. Dies wird durch Muskel- und Nervenverbindungen zwischen dem Bewegungsapparat und dem Atemsystem sowie deren Verbindung zum Gefäßsystem belegt. Dieselben Muskelgruppen, die eine aufrechte Haltung der Wirbelsäule ermöglichen, bewirken auch eine tiefe und ausgedehnte Atmung.

Durch die Steuerung der Medulla oblongata[18] atmen wir von unserer Geburt bis zu unserem Tod. Wir können die Atmung willkürlich beeinflussen und sie wird unbewusst vom vegetativen Nervensystem gesteuert. Dabei unterliegt die Atmung Faktoren wie Emotionen und körperlicher Bewegung.

Eingeschränkte Atmung führt zu einer veränderten chemischen Zusammensetzung von Blut und Körperflüssigkeiten, wodurch der Sauerstoffspiegel sinkt und unter anderem der Cortisolspiegel[19] steigt.

Das Zwerchfell, ein zentraler Muskel

Das Zwerchfell ist unser hauptsächlicher Atemmuskel. Die äußere Schicht besteht aus Muskelmasse, in der Mitte befindet sich Bindegewebe. Das Zwerchfell trennt Brust- und Bauchraum voneinander und ist mit Herz und Lunge direkt mittels Bindegewebe verbunden. Damit reagieren diese Organe unmittelbar auf die Aktivität des Zwerchfells. Wenn durch innere Anspannung oder muskuläre Verspannungen die Rippen nach oben gezogen werden und der Schulterbereich fixiert wird, wirkt sich das nachteilig auf die mögliche Ausdehnung und Beweglichkeit des Zwerchfells aus. Dadurch wird unser Atemvolumen eingeschränkt und die Tätigkeit des Herzens erschwert. Emotionaler Stress begünstigt Anspannungen im Zwerchfell. Durch die unmittelbare Nähe zum Herzen gibt es dadurch eine Tendenz zu Bluthochdruck.[20]

17 Mabel E. Todd (1874–1956), Autorin von „Der Körper denkt mit", gründete in den 1930er-Jahren in den USA eine Bewegungslehre, die später als Ideokinese bekannt wurde und in die Franklin-Methode einfloss. In der Ideokinese geht es um das Erreichen von Beweglichkeit mit der Hilfe von Gedankenbildern beziehungsweise darum, mit bildhaften Vorstellungen die Koordination der Muskeln zu verbessern (Quelle: Wikipedia).
18 oder „verlängertes Mark", ein Teil unseres Gehirns
19 Cortisol ist ein Stresshormon
20 Quelle: Seminar „Emotionale Anatomie" der Rosen-Methode Österreich in Wien von 25.3. bis 30.3.2017

Gesunde Ein- und Ausatmung massiert Herz und Lunge sowie über die Bewegung des Zwerchfells auch die Bauchorgane. Ein angespanntes Zwerchfell kann somit sowohl die Verdauungstätigkeit als auch den venösen Blutfluss beeinträchtigen, was die Entstehung von Krampfadern begünstigt.[21] Das Arteriensystem wird durch die Herztätigkeit angeregt, das Venensystem benötigt für seine Funktion Muskel- und Atemtätigkeit.

Es erleichtert die Atmung, wenn die Wirbelsäule entlang der Längsachse ausbalanciert ist. Eine maximale Sauerstoffaufnahme wird durch die senkrechte Ausdehnung des Zwerchfells bis zum tiefst möglichen Punkt erreicht.

Mabel E. Todd räumt dem Zwerchfell größte Bedeutung ein. Sie schreibt, dass dieses in besonderer Weise mit jeder psychischen und strukturellen Lebensfunktion des Menschen in Verbindung steht und Beziehungen zu allen physischen, mentalen oder emotionalen Lebensäußerungen enthält.

Weiterführende Info:
Der Zwerchfellnerv (Nervus phrenicus) entspringt dem Bereich der Halswirbelsäule und reguliert die Tätigkeit des Zwerchfells. Wird dieser Nerv durch Verspannungen im Nacken irritiert, kann das Zwerchfell in seiner Funktion gestört werden.
Neben dem Zwerchfell sind die Interkostal- oder Zwischenrippenmuskeln unsere wichtigsten Muskeln für das Einatmen. Sie heben die Rippen beim Einatmen an. Das Ausatmen geschieht durch das Loslassen dieser Muskeln von selbst.

Umfassendere Bedeutung der Atmung

Ich habe bereits angemerkt, dass wir die Atmung bewusst steuern können und sie zu einem sehr hohen Grad auch unbewusst erfolgt. Diese beiden Aspekte sind für uns maßgeblich: Wir können unsere mentale, emotionale und damit auch körperliche Verfassung mit Hilfe unseres Atems beeinflussen. Dies, indem wir Atemübungen durchführen oder einfach dem Atem unsere Aufmerksamkeit schenken. Und wir haben die Möglichkeit, Unbewusstes für uns erfahrbar zu machen, indem wir unsere Atmung und damit unsere unbewussten Reaktionen beobachten.

21 Quelle: Seminar „Emotionale Anatomie" der Rosen-Methode Österreich in Wien von 25.3. bis 30.3.2017

Benita Cantieni, Entwicklerin der nach ihr benannten Cantienica-Methode für Körper-Form und Haltung, schreibt über den Atem: „Ich habe seit Langem entdeckt, was für ein wunderbares Transportmittel für Informationen im Körper der Atem ist. Er ist das Bindemittel zwischen meiner Vorstellung und dem eigentlichen Geschehen. Ich kann mit ihm das Bewusstsein überall hinschicken, wo ich es brauche, in den Kopf und in die Füße, ins Becken und zur Wirbelsäule.“[22]

Aus vollem Atem zu schöpfen ist gleichbedeutend damit, das Leben in vollen Zügen zu genießen. Der Atem ist durch den Wechsel von Ausdehnen-Weiten und Nachgeben-Verengen auch ein Sinnbild für Polarität, ein In-Verbindung-Sein mit uns und der Welt.[23]

„Die einfachste und wirkungsvollste Weise, unseren Körper bewusst wahrzunehmen [...], ist bewusstes Atmen. Der Atem bringt uns in die Gegenwart. Nicht der automatisch fließende, der uns Tag und Nacht selbst in einer Ohnmacht am Leben erhält, sondern der Atem, dem wir bewusst unsere Aufmerksamkeit schenken“, so der Atemlehrer und Musiktherapeut Johannes Walter.[24]

Mit dem Atem steht uns ein wundervolles Werkzeug, uns selbst wahrzunehmen und zu regulieren, zur Verfügung. Neben zahlreichen Atemübungen, in denen der Atem bewusst gesteuert wird, schätze ich besonders die Wirkung der absichtslosen Atembeobachtung.

Weiterführende Info:
Der Atem gilt in vielen Kulturen als alles belebender göttlicher Lebenshauch und wird mit Seele gleichgesetzt. Atmen geht auf den Sanskrit-Begriff „Atman“ zurück und bedeutet so viel wie Seele.[25] Der deutsche Begriff „Atem“ hat einen Bezug zu althochdeutsch „ātum“ für Hauch, Geist.[26] Er stellt die Verbindung zwischen (Schöpfer-)Geist und Materie her. Er steht uns immer zur Verfügung und verweist uns auf innere Ressourcen.

22 Benita Cantieni, Catpower, Das ultimative Körperbuch, S. 92
23 Divo G. Müller, Bodybliss, S. 64f.
24 Johannes Walter, Chakraerfahrung, S. 49
25 Vgl. Johannes Walter, Chakraerfahrung, S. 50
26 Quelle: https://www.dwds.de/wb/Atem

In der Rosen-Methode wird der für die Atmung wichtige quere Brustmuskel als Muskel der Scheu beziehungsweise der sozialen Begrenzungen beschrieben. Hier geht es um das Thema, wie viel Atemraum oder inneren Raum ich mir selbst erlaube. Wie intensiv dürfen meine Gefühle, meine Erfahrungen sein? Wie leicht gelingt es mir, beim Ausatmen Altes loszulassen? Durch nicht gelebte (im Sinne von zugelassene und gespürte) Gefühle der Zurückweisung oder Ausgrenzung kann unbewusster Widerstand gegen Ausdehnung im Brustraum aufgebaut werden. So wird das Unterdrücken der abgewehrten Gefühle aufrechterhalten.

Das Wichtigste:
Mit dem Atem steht uns in jedem Moment ein verlässliches Werkzeug zur Verfügung, in unsere Mitte zurückzukehren und Spannung aus dem Körper abzuleiten. Der bewusste Atem bringt uns sofort in den gegenwärtigen Augenblick und verschafft uns so die Zeit, die wir benötigen, um unsere Bedürfnisse zu erkennen und Entscheidungen zu treffen.

Die Muskulatur – ein Wahrnehmungsorgan
Die Muskeln interessieren uns besonders, da wir hier den Schauplatz von Verspannungen finden. Durch die nähere Beschäftigung mit unserem muskulären System finden wir möglicherweise Wege, dieses zu entlasten.
Muskeln sind ein zur Kontraktion (Verkürzung) fähiges Gewebe, das dadurch Bewegungen ermöglicht. Die eigentliche Bewegung spielt sich im molekularen Bereich ab.[27]

Weiterführende Info:
Die kleinste funktionelle Einheit des Skelettmuskels ist die Skelettmuskelzelle oder Muskelfaser. Mehrere dieser länglichen Zellen sind zu Faserbündeln zusammengefasst. Die zur Kontraktion fähigen Elemente in der Muskelfaser sind die sogenannten Myofibrillen. Deren kontraktile Einheit ist das Sarkomer. Bei Aktivierung der Muskelfaser durch eine Verschiebung des Membranpotentials kann nach Kalziumeinstrom in die Muskelzelle die Verschiebung der Aktin- und Myosinfilamente (Aktin und Myosin sind Proteine) der Myofibrillen gegeneinander stattfinden und damit eine Verkürzung der Muskelfaser (Kontraktion) erreicht werden. Für diesen Vorgang wird Adenosintriphosphat

27 Vgl. Schwegler/Lucius, Der Mensch, S. 41

als Energieträger benötigt. Damit sich ein Skelettmuskel kontrahiert, muss er von einer motorischen Nervenzelle einen Reiz erhalten. Die Erregungsübertragung vom Motoneuron (der motorischen Nervenzelle) zur Muskelfaser findet an einer speziellen Synapse statt, der motorischen Endplatte. Der Botenstoff oder Transmitter der motorischen Endplatte ist Acetylcholin. Durch Acetylcholin wird an der Muskelfaser eine Depolarisation ausgelöst. Mittels des erfolgenden Kalziumeinstroms kann der Muskel kontrahieren.[28]

Unter normalen Bedingungen sind stets einige Muskelfasern eines Muskels kontrahiert und andere entspannt. Dadurch entsteht der Muskelgrundtonus, der unter anderem die aufrechte Haltung des Körpers ermöglicht.

Dieser Muskeltonus kann vorübergehend oder dauerhaft erhöht sein. Wenn Muskelfasern permanent angespannt werden, führt dies zu einer Minderdurchblutung, da die bindegewebige Hülle des Muskels wenig dehnbar ist und somit die Blutzufuhr gedrosselt wird. Dies führt zu einer Schädigung der Muskelfasern, deren Bindegewebe verklebt. Hält der Zustand der Verspannung über längere Zeit an, kommt es zu einer Verkürzung der betreffenden Muskeln. Die kurzen Nackenstrecker und die oberen Schulterblattmuskeln gehören zu der Gruppe tonischer Muskeln, die zu vermehrter Spannungsentwicklung und in weiterer Folge zu Verkürzung neigen.

Eine erhöhte Grundspannung hat zur Folge, dass das Bewegungspotential gering ist. Außerdem verbraucht dauerhafte Anspannung Energie, die dann für andere Aktivitäten nicht zur Verfügung steht. Verspannte Muskeln können Sauerstoff, Glukose und andere Nährstoffe nur bedingt aufnehmen. Wenn Spannungsreize permanent bestehen, können sie von den Nervenenden nicht mehr wahrgenommen werden. Dies kann dazu führen, dass in einem entspannten Zustand vermehrt Schmerz wahrgenommen wird.

Die Rolle der Muskeln im gesamten körperlichen und psychischen Geschehen erschließt sich nach und nach. Vor allem die nervliche Rückkoppelung, also der Anteil der Muskeln an der Wahrnehmung, und auch die Auswirkungen muskulärer Dysbalancen wie beispielsweise Verspannungen wurden bislang unterschätzt. Mosetter und Mosetter verweisen auf die große Bedeutung der

28 Vgl. Rainer Schandry, Biologische Psychologie

Muskeln: „Die Muskelsinnessysteme sind das größte Wahrnehmungsorgan des Menschen und gleichzeitig sein entscheidendes Handlungs- und Ausdrucksorgan. Unser Muskelsystem trägt alles, was wir erlebt und erfahren haben, in sich und beherbergt einen wesentlichen Teil des Körpergedächtnisses. Sehr viele Verspannungen, Muskel- und Gelenkbeschwerden und verfestigte Körperhaltungen tragen somit seelische Konflikte und psychomotorischen Stress in sich – und drücken diesen aus."[29] Damit wird deutlich, welch große Verbindung zwischen dem Muskelsystem und unserer Psyche besteht.

„Trotz alledem hält die Bedeutsamkeit des Muskel- und Fasziensystems für die Gesundheit sowie das körperliche und seelische Wohlbefinden in den akademischen Lehrsystemen der westlichen Hochschulmedizin bis heute einen Dornröschenschlaf. Zwar werden während der ärztlichen Ausbildung im Rahmen der deskriptiven Anatomie Faszien abgeschnitten und Muskeln präpariert, um ihren Verlauf vom Ursprung zum Ansatz zu studieren. Doch ohne das Zusammenspiel und die Synchronisierungsprozesse dieser Gewebe mit der neuromuskulären Steuerung und der Rückkopplungsschleifen im Gehirn bleiben die wesentlichen Geheimnisse der Muskelwelten hinter einem Schleier verborgen. Nur langsam erkennt man die weitreichenden Bedeutungen dieses riesigen Organsystems und vor allem die Bedeutung der Faszien", so Mosetter und Mosetter.[30] Damit wird zunehmend deutlich, dass unsere Muskeln direkt an der Wahrnehmung und dem Empfinden beteiligt sind. Durch die Rückkoppelung im Gehirn hat der Muskeltonus großen Einfluss auf unser gesamtkörperliches Geschehen. Dies bedeutet, dass wir – wenn wir beispielsweise Entspannungsmethoden erlernen – über die Muskelentspannung unsere gesamte Verfassung günstig beeinflussen können.

Die klassische anatomische Einteilung der einzelnen Muskeln wird heute zum Teil kritisch betrachtet, da sie eine Trennung der einzelnen Muskeln voneinander suggeriert. Dies ist jedoch neueren Forschungen zufolge nicht der Fall, man spricht zunehmend von „Myofaszien", einer Gemeinschaft von Muskel- und Fasziengewebe.[31]

29 Mosetter/Mosetter, Wie der Rücken die Seele und die Seele den Rücken heilt, S. 16f.
30 ebenda, S. 21
31 Vgl. Myers/Earls, Faszien-Release, S. 7

Wenn eine Körperhaltung zur Gewohnheit geworden ist, wird diese nach einiger Zeit vom Fasziennetz übernommen und betrifft somit den ganzen Körper.[32]

Das Wichtigste:
Unsere Muskeln sind nicht nur funktionelle Elemente, sondern stellen einen fühlenden Teil von uns dar. Indem wir unsere Körperwahrnehmung – durch Yoga, Massage, geführte Meditationen etc. – verfeinern, können wir die Impulse unserer Muskeln besser wahrnehmen. Damit erweitern wir unser bewusstes Repertoire und können im günstigen Fall unsere Muskulatur entlasten.

DIE FASZIEN, UNSER „ORGAN DER FORM"[33]

Die umfassende Bedeutung der Faszien wird zunehmend erkannt. Sie sind auch für unser Thema von Belang, da muskuläre Verspannungen immer auch die sie umgebenden Faszien betreffen.

Faszien wurden lange Zeit von Seiten der Medizin und Sportwissenschaft unterschätzt und lediglich als „Verpackungsmaterial" abgetan. Vor allem der deutsche Humanbiologe Robert Schleip, der ein Faszien-Forschungsprojekt an der Universität Ulm leitet, trug viel zur erweiterten Sicht auf die Bedeutung der Faszien bei.[34]

Die Faszien können als *das* verbindende Element im Körper bezeichnet werden, daher auch die geläufigere Bezeichnung „Bindegewebe". Sie überziehen netzartig jedes Organ, jedes Gelenk, die Muskeln sowie einzelne Muskelteile. Sehnen und Bänder sind aus Faszien aufgebaut. Faszien sind enorm elastisch und kräftig, feine Fäden passen sich ständig den aktuellen körperlichen Verhältnissen an und reagieren auf jede Bewegung im Körper mit sofortiger Strukturveränderung.[35] Neben der Stützfunktion stellen Faszien auch Speicher für Wasser und Lymphflüssigkeit dar. Unter Druck (zum Beispiel bei manuellen Therapien) verflüssigt sich das Fasziengewebe und gibt Stoffwechselprodukte an die Lymphe ab.

32 Vgl. Myers sowie das nachfolgende Kapitel „Die Faszien"
33 Thomas W. Myers, Anatomy Trains, Myofasziale Leitbahnen, S. 18
34 Vgl. Nora Reim, Faszien Kompakt-Ratgeber
35 Quelle: Michael Ofner, Sportmediziner, in der Servus Reportage „Was uns berührt – Die Heilkraft der Hände", Österreich 2016

Faszien umhüllen unsere Muskeln, schützen und straffen sie. Durch den sogenannten Katapult-Mechanismus federn Faszien schwere Gewichte von den Muskeln ab. Die Spannung der Faszien wird unter anderem vom vegetativen Nervensystem gesteuert.

Sehnen verbinden den Muskelursprung mit dem entsprechenden Knochenansatz beziehungsweise überziehen einzelne oder mehrere Gelenke und bringen diese über die jeweiligen Muskelkontraktionen zum Beugen oder Strecken. In unserem Körper gibt es flächenhafte Faszien, wie zum Beispiel die Achillessehne oder die Patellasehne am Knie, aber auch größere Strukturen, die die Form eines Scherengitters aufweisen. Dieses Makro-Muster ermöglicht eine Bewegung und Dehnung der Faszien in alle Richtungen. Mit neuen bildgebenden Verfahren lässt sich auch die Mikro-Struktur der Faszien erkennen: diese bilden wellenförmige Strukturen aus, die mit ihrer einzigartigen Architektur aus stabilen Trägern mit elastischen Elementen unserem Gewebe zugleich Stabilität und Elastizität verleihen.[36]

Weiterführende Info:
Wir unterscheiden zwischen oberflächlichen und tiefliegenden Faszien. Die oberflächlichen Faszien befinden sich im Unterhautgewebe, zum Beispiel im oberen Bereich des Halsmuskels, am Nacken und über dem Brustbein. Sie bestehen überwiegend aus lockerem Binde- und Fettgewebe. Sie umschließen Organe und Drüsen und füllen an vielen Stellen in unserem Körper freien Raum aus. Die oberflächlichen Faszien speichern Fett und Wasser, filtern die Lymphe, Nerven und Blutgefäße und federn Stöße ab. Die tiefen Faszien hingegen bezeichnen die dichte, faserreiche Bindegewebsschicht, die unseren Körper durchdringt und Muskeln, Knochen, Nervenbahnen und Blutgefäße umschließt. Die verschiedenen Fasziengewebe sind alle mechanisch, neurophysiologisch und durch das vegetative Nervensystem miteinander verbunden.Faszien bestehen hauptsächlich aus Kollagen, also Eiweiß. Dieses wird von den Bindegewebszellen, den Fibroblasten, produziert und vor allem bei der Wundheilung in verstärktem Maß benötigt.

36 Quelle: Michael Ofner, Sportmediziner, in der Servus Reportage „Was uns berührt – Die Heilkraft der Hände", Österreich 2016

Faszien geben unserem Körper Halt, indem sie seine Struktur aufrecht halten. Sie geben ihm Ordnung, indem sie als Stoßdämpfer fungieren, unsere Organe schützen und diese an ihrem Platz halten. Über Nervenbahnen senden die Faszien Informationen über die Position und Lage der Organe im Körper an das Gehirn. Das Bindegewebe ist aufgrund seiner vielfältigen Bedeutung maßgeblich an unserem Wohlbefinden beteiligt. Es enthält Lymphgefäße, Blutbahnen, Nerven, Wasser und Immunzellen und unterstützt durch das Filtern der Lymphe die Arbeit unserer Abwehrkräfte.

Thomas W. Myers, US-amerikanischer Rolfer[37] und Autor, schreibt in seinem bahnbrechenden Werk „Anatomy Trains, Myofasziale Leitbahnen": „Die Gesamtheit der Bindegewebszellen und ihrer Produkte fungiert als ein Kontinuum, als unser ‚Organ der Form´. Unsere Wissenschaft hat bisher mehr Zeit darauf verwendet, die molekularen Mechanismen, auf denen unsere Funktionen basieren, zu untersuchen als für die Frage, wie unser Körper geformt wird, wie er sich durch die Umwelt bewegt oder wie er Einflüsse aller Art – seien es innere oder äußere – absorbiert und verteilt."[38]

Die Wissenschaft entdeckt wie gesagt mehr und mehr die umfassende Rolle der Faszien. So meint Myers, dass das Bindegewebe seine verbindende Funktion auch durch seine Fähigkeit, Informationen zu speichern und im ganzen Körper weiterzuleiten, ausübt. Jede Druckveränderung beziehungsweise Änderung der Spannung im Bindegewebe generiert bioelektrische Signale.[39] Körperfaszien sind in sogenannten Faszienketten angeordnet, die in gegenseitigem Spannungsgleichgewicht stehen. Dadurch wirken sich Verspannungen immer auch in anderen Bereichen des Körpers aus. Myers hat – wie bereits andere Autoren vor ihm – festgestellt, dass es Hauptbahnen gibt, entlang welcher die Faszienketten angeordnet sind. Er hat diese als „myofasziale Meridiane" in Analogie zu den Meridianen unserer Erde bezeichnet sowie das Bild sogenannter „Anatomy Trains" oder „Anatomischer Zuglinien" entwickelt, um die Hauptfaszienketten anschaulich darzustellen.[40] Interessanterweise gibt es Parallelen zwischen dem Verlauf der myofaszialen Meridiane und jenen Meridianen, wie sie in der Traditionellen Chinesischen Medizin

37 Rolfing oder Strukturelle Integration bezeichnet eine Körperschulung und -therapie, die Aufrichtung zum Ziel hat, siehe auch Ausführungen im Kapitel „Was tun?"
38 Thomas W. Myers, Anatomy Trains, Myofasziale Leitbahnen, S. 18
39 Vgl. ebenda, S. 20
40 Vgl. Myers, Anatomy Trains, Myofasziale Leitbahnen

anzutreffen sind. Myers schreibt: „In einer aktiven Körperregion verändert die Grundsubstanz (ein Hauptbestandteil der Faszien, Anm. der Autorin) ständig ihren Zustand, um den örtlichen Bedürfnissen zu genügen. In einer ruhenden oder angespannten Körperregion tendiert die Grundsubstanz dagegen dazu, zu dehydrieren, stärker viskös oder Gel-artiger zu werden und zum Ablagerungsplatz für Metabolite und Toxine zu werden."[41]

Genau dieser Vorgang ist es, mit dem wir es häufig in der Schulter-/Nackenregion zu tun haben.

Das Wichtigste:
Unsere Faszien lieben abwechslungsreiche Bewegung und ausreichende Flüssigkeitszufuhr. Damit verhelfen sie uns zu geschmeidiger und freudvoller Beweglichkeit.

UNSER NERVENSYSTEM – DER GLOBAL PLAYER

Da Beschwerden und Schmerzen Sinneswahrnehmungen darstellen, lohnt ein genauerer Blick auf unser Nervensystem. Dadurch erschließen sich deren Ursachen und Zusammenhänge mit anderen Lebensbereichen wie unserer Biografie oder Stressbelastung.

Überblick

Betrachten wir zum Einstieg den Aufbau unseres Nervensystems.

Das Nervensystem ist der Ort der Aufnahme, Verarbeitung, Weiterleitung und Speicherung von Informationen – sozusagen das Steuersystem des Körpers.[42] Die anatomischen Strukturen können in das zentrale Nervensystem mit Gehirn und Rückenmark und das periphere Nervensystem, bestehend aus Hirnnerven und Spinalnerven, eingeteilt werden. Funktionell betrachtet wird das Nervensystem in ein somatisches Nervensystem und ein vegetatives Nervensystem unterteilt. Das somatische Nervensystem verarbeitet die bewusst wahrgenommenen Reize, welche von innen oder außen auf den Körper einwirken, und reagiert mit willkürlich ausgeführten Reaktionen. Beispiel: Wir sehen einen Apfel, entscheiden, ihn zu essen, und greifen zu. Das

41 Myers, Anatomy Trains, Myofasziale Leitbahnen, S. 21
42 Vgl. Schwegler/Lucius, Der Mensch

vegetative Nervensystem steuert und koordiniert die Organfunktionen und ist für ein konstantes inneres Milieu verantwortlich. Diese Vorgänge laufen unbewusst ab und lassen sich willkürlich nicht beeinflussen. Beispiel: Unsere Verdauung. (Wir finden auch hier einen gewissen Einfluss unseres Bewusstseins, nämlich durch unsere Gedanken: Wenn wir an Essen denken, erhöht sich der Speichelfluss im Mund.)

Das somatische Nervensystem beinhaltet unter anderem die Fähigkeit zur Bewegung, die Motorik. Dieser Bereich zeichnet sich durch eine große Bedeutung für das menschliche Leben aus. Von allen Strukturen des Zentralnervensystems ist mehr als ein Viertel direkt und über die Hälfte indirekt an der Planung und Ausführung von Bewegungen beteiligt.[43]

Das vegetative Nervensystem umfasst sympathische und parasympathische Anteile sowie das Darm-Nervensystem. Sympathikus und Parasympathikus können als funktionelle Gegenspieler betrachtet werden. Der Sympathikus erfüllt eher Leistungsfunktionen, er tritt insbesondere bei Anspannung, körperlicher Aktivität und Stress in Aktion, aber auch bei Lust und Aufregung. Der Parasympathikus erfüllt regenerierende Funktionen, er wird vorwiegend während körperlicher Ruhephasen aktiv.

Das Gehirn

Mit einem Gewicht von 1,3 bis 1,5 Kilogramm ist das Gehirn nach der Leber das zweitschwerste Organ des menschlichen Körpers. Im Ruhezustand verbrauchen wir bis zu 25 Prozent der Stoffwechselenergie für die Versorgung des Gehirns, daher ist dessen Blutversorgung entsprechend entwickelt. Das Gehirn gliedert sich in das verlängerte Mark (Medulla oblongata), die Brücke, das Kleinhirn, das Mittelhirn, das Zwischenhirn und das Großhirn. Zusammen mit dem Mittelhirn werden die Medulla oblongata und die Brücke als Stammhirn bezeichnet. Hier liegen die Kerngebiete der meisten Hirnnerven.[44]

Im Stammhirn befinden sich die lebenswichtigen, die vegetativen Zentren, vor allem das Atem- und Kreislaufzentrum. Dies ist der entwicklungsgeschichtlich älteste Teil unseres Hirns, hier findet sich auch der Sitz der Reflexe.

43 Vgl. Schwegler/Lucius, Der Mensch
44 Vgl. Schwegler/Lucius, Der Mensch, S. 120

Im Stammhirn wird binnen kürzester Zeit entschieden, wie wir uns in einer Gefahrensituation verhalten. Das limbische System umfasst die emotionalen Zentren des Gehirns. Dazu gehören die Amygdala (oder Mandelkern), der Hippocampus und andere Strukturen. Mittel- und Kleinhirn dienen vor allem der Motorik. Im Großhirn haben die „höheren" Hirnfunktionen wie Denken, Sprache, Bewusstsein und Gedächtnis ihren Sitz. Die Amygdala weist einen direkten Bezug zu früheren, prägenden Erfahrungen auf und spielt bei Angst eine große Rolle.

Die beiden folgenden Kapitel über Neuronale Musterbildung und Neuroplastizität habe ich deshalb ausgeführt, weil sie meines Erachtens Erklärungen dazu liefern, wie unsere (mitunter schädigenden) Gewohnheiten entstehen und wie wir uns von ihnen wieder befreien können. Letzteres wird uns vermutlich länger beschäftigen.

Das Phänomen der Neuronalen Musterbildung

Die Wissenschaft weiß schon seit längerem, dass Wahrnehmung nie nur eine objektive Abbildung der Realität darstellt, sondern immer auch eine „ganze Reihe von Unterstellungen"[45] enthält. Damit ist gemeint, dass wir immer zu den Fakten, die wir in unserer Umwelt wahrnehmen, zusätzliche Inhalte auf Basis unserer Erfahrungen hinzufügen. Die meisten dieser „Unterstellungen" erfolgen völlig unbewusst. Auf neuronaler Ebene spricht man hierbei von Musterbildungen, da sich alle Erfahrungen – und zwar beginnend mit embryonalen Erfahrungen – als neuronale Bahnen in unserem Gehirn niederschlagen. Besonders Erfahrungen, die wir häufig machen, hinterlassen deutliche Spuren, prägen uns und werden allmählich zu einer gewachsenen Struktur unserer Persönlichkeit mitsamt unseren Meinungen, Verhaltensmustern, Reaktionsweisen und unserer Sicht der Welt. Diese Fähigkeit zur Musterbildung bildet die Grundlage für die menschliche Wahrnehmung, das Denken und die Intelligenz. Letztere zeichnet sich durch viele Varianten von Musterbildung aus. Intelligenz ist immer ‚eingebettet´. Eine zentrale Stellung der Einbettung nimmt der Körper ein, Intelligenz bedarf des Verkörpert-Seins.[46] (Siehe dazu auch die Ausführungen im Kapitel Embodiment)

45 Storch et al., Embodiment, S. 19
46 Vgl. Wolfgang Tschacher in: Storch et al., Embodiment

Das Phänomen der neuronalen Musterbildung bedeutet, dass wir durch neue Erfahrungen immer auch ‚lernen´. Neues auszuprobieren heißt auf neuronaler Ebene, dass neue neurologische Verbindungen, also neue Muster, gebildet werden. Unser Gehirn ist darauf angelegt, sich immer wieder neue Verschaltungen zu suchen, und kann bis ins Alter neue Erfahrungen integrieren. Alle unsere Sinne einzusetzen, erhöht die Anzahl unserer neuronalen Netzwerke. Wir bieten dadurch unserem Organismus erweiterte Möglichkeiten. Wenn wir von unseren eingefahrenen Verhaltensmustern abweichen und – auch bei alltäglichen Dingen – neue Wege versuchen, gewinnt unser Gehirn an Variablen dazu.

Besondere Fähigkeit unseres Gehirns: Neuroplastizität

Allgemein lässt sich über unser Nervensystem sagen, dass sich die Architektur des neuronalen Netzwerkes in einem ständigen Umbauprozess befindet. Die Möglichkeit des permanenten Umbauens wird als neuronale Plastizität bezeichnet und beschreibt die Tatsache, dass die Reaktionen des Nervensystems zum Beispiel durch Erfahrung verändert werden können. Diese Plastizität stellt eine Besonderheit des Gehirns dar und unterscheidet es beispielsweise vom Hormonsystem, welches dem Nervensystem untergeordnet ist und dieses ergänzt.

So erfolgt der Vorgang von Erregung nicht starr, sondern erweist sich als anpassungsfähig und in lebendiger Wechselwirkung mit den Hirnstrukturen. Je umfangreicher und breiter gefächert das Netzwerk im Gehirn ist, desto leichter fällt die Regeneration von Körper und Geist. Katrin Jonas, Sportpädagogin, Physiotherapeutin und Meditationscoach, meint dazu: „Das Gehirn als Chefdirigent des psychophysischen Orchesters ‚Mensch´ verfügt über grenzenlose Potentiale, seine Arbeitsweise zu revidieren und in Wohlbefinden zu übersetzen."[47] Das bedeutet, dass wir dafür ausgestattet sind, zu jedem Zeitpunkt unseres Lebens Gewohnheiten verändern und für uns adäquatere Verhaltensweisen entwickeln zu können. Lernen in Leichtigkeit ist somit nicht Kindern vorbehalten, wir alle können von neuen Erfahrungen profitieren und bewusst Lebendigkeit kultivieren.

47 Katrin Jonas, Meditation heilt, S. 8

Stress

Das Thema Stress ist in unserer Zeit allgegenwärtig. Wir alle haben eine Vorstellung davon, welche Rolle er in unserem Leben und insbesondere in unserer Gesundheit spielt. Viele meiner KlientInnen nennen Stress als Hauptgrund für ihre Beschwerden. Es lohnt sich, einen genaueren Blick auf dieses verbreitete Phänomen zu richten, um mit Stress besser umgehen zu können und unseren Körper zu entlasten.

Stress ist negativ konnotiert, kommt jedoch auch in einer positiven Ausprägung vor. Nämlich dann, wenn uns kurzfristiger Stress motiviert, aktiviert und unsere Leistungsfähigkeit erhöht. Dies ist abhängig von Motivationsfaktoren und der Dauer der Belastung. In diesem Fall nennt man den Stress „Eustress", den ‚guten´ Stress. Zum Problem wird die Belastung, wenn sie nicht ausreichend belohnt wird. Die Hirnforschung bestätigt, dass wir von Natur aus auf Kooperation ausgelegt und in unserer Motivation hochgradig von Anerkennung und Belohnung abhängig sind.[48] Bleiben diese aus beziehungsweise dauert die Belastung zu lange an, spricht man von „Disstress", dem negativen Stress.[49]

Weiterführende Info:

Der Komplex Stress setzt sich aus drei Komponenten zusammen: einem Reiz, einem oder mehreren Bewältigungsversuchen im Umgang mit dieser Situation sowie einer Abweichung aus der Balance körperlicher und psychischer Funktionen als Ergebnis der Anstrengung, mit der Situation fertig zu werden.[50]

Der Reiz erreicht uns zumeist aus unserer Umwelt und stellt eine Anforderung an uns dar. Er kann jedoch auch als Gedanke aus unserem eigenen Bewusstsein stammen und bedarf nicht unbedingt einer reizauslösenden Umgebung. Bezüglich der Bewältigungsversuche können subjektive Lösungsansätze festgestellt werden, die auf unseren bisherigen Erfahrungen gründen. Die Stressreaktion stellt ein Bündel aus psychischen und körperlichen Reaktionen dar. Sie wird oft als unangenehme Befindlichkeitsveränderung wahrgenommen und kann als solche selbst einen Reizcharakter für weitere Stressabläufe darstellen.

48 Vgl. Joachim Bauer, Prinzip Menschlichkeit
49 http://neurolab.eu/neurostress/akuter-stress/
50 Vgl. Rainer Schandry, Biologische Psychologie

Die physiologischen Reaktionen bei Stress sind aus evolutionärer Perspektive betrachtet sinnvolle Muster, wenn die Stressoren eine unmittelbare Bedrohung auf die Unversehrtheit des Organismus darstellen. Bei unseren frühen Vorfahren waren diese Faktoren zumeist äußere Feinde, die sie vor die Wahl stellten, zu fliehen oder zu kämpfen. So hat sich bereits zu Beginn der Stressforschung der Begriff der ‚Kampf-Flucht-Reaktion´ etabliert.

Auf Stress reagiert der Körper mit fein differenzierten, komplexen Nachrichtenströmen. Nerven und Hormone tragen die Informationen in alle Körperregionen, wo sie je nach Zelltyp spezifische Reaktionen hervorrufen.
Die Stressreaktion, kurz zusammengefasst, besteht aus erhöhtem Blutdruck und Puls, die Atmung wird schneller. Die Hormone Adrenalin und Noradrenalin werden ausgeschüttet, Gehirn und Muskeln mit mehr Sauerstoff versorgt. Dadurch wird kurzfristig eine optimale Reaktionsfähigkeit hergestellt. Der Körper stellt weniger dringende Aufgaben wie Verdauung oder den Fortpflanzungstrieb zurück.

Kurzfristig auftretender Stress, dem ein Erfolgserlebnis folgt, wird durchaus als positiv wahrgenommen. Um jedoch negative Auswirkungen im Sinne einer Dauerbelastung durch Stress zu vermeiden, sind Erholungsphasen unerlässlich. Ein baldiges Abflauen der körperlichen und psychischen Stressreaktionen muss gewährleistet sein. Stress wird gesundheitsgefährdend, wenn die Bewältigungsversuche erfolglos bleiben und der Zustand eines psychophysischen Ungleichgewichts über einen längeren Zeitraum anhält.

Die Folgen von Dauerstress machen sich meist zuerst mental bemerkbar. Betroffene Personen fühlen sich unwohl, ängstlich oder traurig. Manche reagieren auch gereizt und launisch. In einer weiteren Phase kommen körperliche Probleme hinzu. Diese können sehr unterschiedlich sein und werden oft nicht der andauernden Überforderung zugeschrieben.[51]
Wenn durch Dauerstress das sympathische Nervensystem über einen längeren Zeitraum aktiviert ist, kann das zu langfristigen Veränderungen von Funktion und Struktur einzelner Organe führen. Unter Umständen resultieren daraus chronisch entzündliche Erkrankungen.[52]

51 Christina Berndt, Resilienz, Das Geheimnis der psychischen Widerstandskraft
52 Vgl. Gerald Hüther in: Storch et al., Embodiment

Der deutsche Neurobiologe Gerald Hüther erklärt das Geschehen wie folgt: „Psychische Belastungen führen zu einer sich im Gehirn ausbreitenden Erregung, die auch auf tiefer liegende, ältere Hirnbereiche übergreift (limbisches System, Hypothalamus, Hirnstamm). Da die dort lokalisierten Netzwerke auch an der Regulation körperlicher Prozesse beteiligt sind, kommt es zu den typischen, körperlich spürbaren Auswirkungen von Angst und Stress. Wie stark sie ausfallen, wie lange sie andauern, und welche Auswirkungen sie haben, hängt von der subjektiven Bewertung der Belastung als entweder ‚kontrollierbar' oder ‚unkontrollierbar' ab."[53]
Der Schweizer Eric Franklin, der Entwickler der nach ihm benannten Franklin-Methode, weist auf einen subjektiven Faktor hin: „Stress ist die unbewusste Entscheidung, auf bestimmte Ereignisse mit zu viel körperlicher und geistiger Anspannung zu reagieren. Die meisten Situationen, die im Alltag Stress auslösen, verlangen jedoch nicht zwingend nach einer solchen Reaktion und hätten lockerer angegangen werden können. Denn in Wirklichkeit begegnen wir unserer eigenen Reaktion, nicht einer unabdingbaren Tatsache."[54]

Wie gesagt, stellt Stress ein häufiges Thema meiner PatientInnen dar. Herauszufinden, welches Veränderungspotential in der eigenen Reaktion liegt und wo es einer Änderung der Rahmenbedingungen bedarf, ist herausfordernd, aber lohnend.

Propriozeption und sensorische Körpersinne – kaum bekannte Mitspieler
Um Zugang zu chronischen Verspannungen zu bekommen, ist es hilfreich, sich mit den sensorischen Körpersinnen zu beschäftigen. Diese liefern uns Informationen über den Zustand unseres Körpers.

Zusätzlich zu den Sinnesorganen Haut, Augen, Ohren, Nase und Mund verfügen wir über die sogenannten Körpersinne, welche uns über den Zustand unseres Körpers informieren. Diese werden zusammengefasst Interozeption genannt, was ‚Wahrnehmung, die aus dem Körper selbst erfolgt' bedeutet. Dazu zählen unter anderem die Propriozeption, die Viszerozeption und die Nozizeption.[55]

53 Gerald Hüther in: Storch et al., Embodiment, S. 80
54 Eric Franklin, Locker sein macht stark, S. 13
55 Quelle: http://flexikon.doccheck.com/de/Interozeption

Propriozeption oder Tiefensensibilität

Dieser Sinn bezeichnet die Wahrnehmung der Lage unseres Körpers im Raum sowie die Stellung der Körperteile zueinander und ermöglicht uns beispielsweise, sicher zu stehen und uns zu bewegen. Dieser Teil der Eigenwahrnehmung setzt sich aus dem Bewegungsgefühl von Muskeln und Skelett (auch kinästhetischer Sinn genannt), dem Orientierungsgefühl, das von einem Teil des Innenohrs vermittelt wird, und den sogenannten viszeralen Empfindungen von inneren Organen zusammen. Zahlreiche, in allen Teilen des Stützapparates befindliche kinästhetische Nervenzellen informieren uns über aktive und passive Bewegungsreize, Gewichtsbelastung und die Stellung der Körperteile zueinander. Aus den Signalen, die Propriorezeptoren an das Gehirn senden, leitet dieses Entscheidungen über mögliche beziehungsweise eventuell notwendige Positionsveränderungen des Körpers ab, sendet entsprechende Befehle an die Muskeln und schließt damit die Rückkopplungsschleife. So korrigieren wir tausende Male am Tag unsere Position, in den allermeisten Fällen unbewusst.

Wir können unser kinästhetisches Bewusstsein jedoch schulen, indem wir uns die Eindrücke, die unsere Körperorgane empfangen, und die damit zusammenhängenden Bewegungen bewusst machen. Dies gelingt am besten unter Anleitung, zum Beispiel beim Yoga, Pilates oder ähnlichem (siehe dazu auch Kapitel 7 Was tun?). Wenn wir unsere Sensibilität für kinästhetische Signale erhöhen, lernen wir, zu erkennen, wie sich körperliches Gleichgewicht anfühlt. Dadurch können wir Belastungen und Anstrengungen reduzieren.

Das Eigenwahrnehmungssystem steht in Beziehung zu unserem Muskeltonus, welcher wiederum die Haltung beeinflusst.

Viszerozeption

Die Wahrnehmung über unsere Organtätigkeit, insbesondere jene unserer inneren Organe, wird als Viszerozeption bezeichnet. Darunter fallen etwa unser Verdauungsapparat und das Herz-Kreislauf-System. Es besteht eine intensive Verbindung zwischen der Viszerozeption und dem vegetativen Nervensystem.

Nozizeption oder Schmerzwahrnehmung
Anders als bei den vorgenannten Körpersinnen erfolgt die Schmerzwahrnehmung vorwiegend bewusst. Der Körper gibt uns über das Alarmsignal Schmerz die Möglichkeit, absichtsvoll auf die Schmerzsituation zu reagieren und Gefahren abzuwenden.

Die Schmerzwahrnehmung wird durch die Nozizeptoren, unsere Sensoren für Schmerz, aufgenommen und über das Rückenmark zum Gehirn geleitet.

Schmerz
Schmerzen stellen in erster Linie eine lebensnotwendige Sinneswahrnehmung dar. Wir unterscheiden zwischen akuten und chronischen Schmerzen.

Akute Schmerzen treten meist im Zuge von akuten Erkrankungen, Verletzungen und Operationen auf und haben eine Warnfunktion, da sie auf krankhafte Veränderungen wie Gewebeschädigungen oder Funktionsstörungen aufmerksam machen. Sie verschwinden nach Abklingen der akuten Situation von selbst.

Chronische Schmerzen dauern je nach Definition länger als drei beziehungsweise sechs Monate an und können sich zu einer eigenständigen Krankheit entwickeln. Für viele Menschen führen chronische Schmerzen zu einer profunden Beeinträchtigung ihrer Lebensqualität: Laut Schätzungen der Weltgesundheitsorganisation klagen 20 Prozent der Erdbevölkerung über chronischen Schmerz.[56]

Laut Schmerzfolder der Österreichischen Schmerzgesellschaft leben in Österreich derzeit rund 1,5 Millionen Menschen mit chronischen Schmerzen, dies bei einer Einwohnerzahl von rund 8,7 Millionen.[57]

56 Vgl. Katrin Jonas, Meditation heilt, S. 7
57 Schmerzfolder 2016: Schmerzen richtig behandeln, Patienteninformationsbroschüre der Österreichischen Schmerzgesellschaft

Weiterführende Info:
Wir unterscheiden verschiedene Schmerzarten:

- *Nozizeptive Schmerzen werden durch Erkrankungen oder Verletzungen des Bewegungsapparates, der Haut und der inneren Organe hervorgerufen.*
- *Neuropathische Schmerzen werden durch Erkrankungen oder Verletzungen des peripheren und zentralen Nervensystems verursacht.*
- *Gemischte Schmerzen weisen sowohl nozizeptive als auch neuropathische Komponenten auf.*
- *Dysfunktionelle Schmerzen entstehen durch Veränderungen der zentralen Schmerzverarbeitung.[58]*
- *Benita Cantieni spricht von „Freundschmerz".[59] Damit meint sie die Schmerzfunktion, die uns etwas mitteilt, zum Beispiel „es ist genug" oder „bitte eine Lageänderung" etc.*

In Zusammenhang mit der erwähnten neuronalen Musterbildung wird verständlich, wie sich chronische Schmerzen entwickeln können. Hier entsteht ein sogenanntes Schmerzgedächtnis, dauerhaft aktive Schmerzsignale verselbstständigen sich. Die Schmerzverarbeitung im Gehirn ist sehr komplex und noch nicht vollständig erforscht. Als erwiesen gilt, dass Schmerzsignale unterschiedliche Reaktionen auslösen können und Schmerzempfinden auf verschiedene Weise in die persönliche Wahrnehmung gelangt. Da Schmerzgeschehen daher eine höchst individuelle Angelegenheit bedeutet, stellt sich Schmerztherapie als herausfordernd dar.

Katrin Jonas schreibt: „Ob schulmedizinisch oder alternativ, ob mit oder ohne Bewegung, psychischer Begleitung, physiotherapeutischer oder mentaler, in jedem dieser Denkansätze steckt ein Fünkchen Wahrheit. Doch wenn wir einen der Wege verallgemeinern wollen, ist sein Scheitern vorprogrammiert. Weil es keine Konsistenz gibt, existiert auch keine Generalisierung, wie Schmerzbehandlung allgemeingültig strukturiert werden soll."[60]

58 Vgl. Schmerzfolder 2016: Schmerzen richtig behandeln, Patienteninformationsbroschüre der Österreichischen Schmerzgesellschaft
59 Benita Cantieni, Catpower, Das ultimative Körperbuch, S. 28
60 Katrin Jonas, Meditation heilt, S. 27

Die Schmerzforschung erkennt zunehmend den günstigen Einfluss von mentalen Interventionen sowie von Innenschau, Achtsamkeitstraining oder Meditation.[61] Darauf werden wir an späterer Stelle noch näher eingehen.

Falls Personen mit chronischen Beschwerden trotz verschiedener Therapieversuche keine Erleichterung erfahren, könnte es sich um ein Trauma handeln. Daher führe ich im Folgenden einige Informationen und Überlegungen zum Thema Trauma an.

Trauma

Ein Trauma bezeichnet eine überwältigende Erfahrung, welche zudem durch das Erleben von Todesangst und Hilflosigkeit gekennzeichnet ist. Werden diese Erfahrungen nicht verarbeitet, können sie zu bestimmenden Faktoren im Leben werden. Beispielsweise kann ein Vermeiden angstauslösender Situationen zu einem sehr eingeschränkten Lebensstil führen. Viele Gewaltopfer müssen erleben, dass ihr Körper von anderen benutzt wird. Dies führt häufig zu einer Entfremdung des Körpers und damit von der eigenen Person. Wenn man sich in seinem Körper nicht zu Hause fühlt, ist es sehr schwierig, Körpersignale zu verstehen und seine Emotionen zu steuern. Daraus resultiert wieder Angst. Die österreichische Traumatherapeutin Mag. Romana Tripolt weist darauf hin, dass traumatische Erlebnisse Spuren auf der körperlichen, emotionalen, kognitiven, imaginativen, der spirituellen und kulturellen Dimension menschlichen Seins hinterlassen und das über Generationen hinweg.[62]

Weiterführende Info:

Die Weitergabe von Traumafolgen über mehrere Generationen ist mittlerweile in Fachkreisen eine bekannte Tatsache, für die mehrere Erklärungsansätze herangezogen werden. Man spricht von Transgenerationalen Traumata[63]*, auch Sigmund Freud sprach schon von „Gefühlserbschaften".*

Wir finden das epigenetische Erklärungsmodell, wonach Stressregulation vererbt wird. Tatsächlich wurde eine Veränderung des Genes für Stressregulation bei Kindern von TraumapatientInnen festgestellt. Diese Genverän-

61 Vgl. Katrin Jonas, Meditation heilt, S. 7

62 Romana Tripolt, Der Bewegung vertrauen, heißt dem Leben vertrauen, in: Lebensweise, Raum für Gesundheit, Genuss und Dialog, Jahrgang 07, Oktober/November 2016, S. 32

63 Die Quellen dieses Unterkapitels sind zum einen die Dokumentation „Vererbte Narben – Generationsübergreifende Traumafolgen", Film von Liz Wieskerstrauch, Kooperation Arte, Spiegel-TV, MDR, Deutschland 2017, zum anderen Udo Baer/Gabriele Frick-Baer, Wie Traumata in die nächste Generation wirken

derung ist durch eine günstige Umgebung, zum Beispiel durch Psychotherapie, veränderbar.

Ein weiteres Feld der Weitergabe besteht durch die Auswirkungen von Traumata auf die Bindungsfähigkeit. Unbetrauerter Schmerz oder Verluste führen zu psychischer Leere. Diese erschwert bei Eltern das Herstellen von Bindung zu ihren Kindern. Dadurch erlebt die nächste Generation häufig Identitätsprobleme. Kinder nehmen Unstimmigkeiten zwischen Worten und außersprachlichen Erfahrungen wahr. Sie registrieren körperliche Spannungen ihrer Eltern über deren Körperhaltung und stellen eigene Bedürfnisse zurück. Geheimnisse teilen sich nonverbal mit. Wenn erlebter Schrecken keine Worte findet, führt „das große Schweigen" zu angstvollen Fantasien bei den Kindern.

Untersuchungen zeigen, dass bei traumatisierten Müttern die Amygdala (das Angstzentrum im Gehirn) bei Stress eine stärkere Aktivität zeigt als bei nicht traumatisierten Müttern. Intensive Angsterfahrungen der Mutter während der Schwangerschaft können sich auf die neuronale Entwicklung des Fötus auswirken.

Auch die Spiegelneuronen[64] bieten eine Erklärung für die Weitergabe von Traumata an die nächste Generation. Diese ermöglichen es, dass sich Kinder in das Erleben ihrer Eltern hineinversetzen und deren Ängste und ihre Erregung spüren.

Die durch die traumatisierende Situation erfahrene eigene Hilflosigkeit und panische Angst bleiben oft als existenzielle Grundgefühle bestehen und behindern eine erfüllende Lebensgestaltung. Durch den Verlust des Gefühls, ExpertIn für das eigene Leben zu sein, erleben betroffene Personen oft Orientierungslosigkeit und Schwierigkeiten, Entscheidungen im eigenen Interesse zu treffen.

Durch das Prinzip der neuronalen Musterbildung können wir verstehen, warum sich Reaktionen, die wir in einer traumatisierenden Situation gezeigt haben, quasi verselbständigen. Unser Nervensystem hat gelernt, dass eine bestimmte Reaktion – zum Beispiel völlige Erstarrung – uns einmal in einer

64 Siehe die Ausführungen zu den Spiegelneuronen auf S. 78

lebensbedrohlichen Situation hilfreich war. Da Lebenserhaltung die oberste Maxime unseres Organismus darstellt, ist diese bewährte neuronale Bahn daher stärker ausgeprägt als andere und wird vom Nervensystem bevorzugt genützt. Wir wissen aber auch, dass wir aufgrund der Neuroplastizität jederzeit neue Verhaltensweisen erlernen und damit neue Wege kreieren und beschreiten können.

Weiterführende Info:
In der Traumatherapie spricht man mittlerweile von Trauma-Formen, die auf verschiedene Arten entstehen und sich auch wechselseitig beeinflussen können.

Der Begriff Schocktrauma bezeichnet ein einzelnes überwältigendes Ereignis, das die Fähigkeit der betreffenden Person, sich selbst zu regulieren, überschritten hat. Lange Zeit ging man davon aus, dass es sich dabei stets um außergewöhnliche Ereignisse wie zum Beispiel Entführungen oder Vergewaltigungen handelt. Mittlerweile sind sich ExpertInnen einig, dass auch alltäglichere Vorkommnisse wie Stürze, Operationen, aber auch Trennungen Schocktraumata darstellen können.

Entwicklungstraumata sind von wiederkehrenden überfordernden Situationen gekennzeichnet, die vor allem in der Kindheit vorkommen. Hierunter fallen auch pränatale beziehungsweise schwierige Geburtssituationen. Entwicklungstraumata können auch durch Vernachlässigung oder fehlende menschliche Wärme der Bezugspersonen entstehen.

Diese beiden Trauma-Formen treten gelegentlich in Kombination auf, was jedoch von Fachpersonen bisweilen übersehen wird. Schocktraumata können darauf hinweisen, dass im Hintergrund noch ein Entwicklungstrauma vorliegt.[65]

Durch Traumatisierungen, vor allem sehr frühe Entwicklungstraumata, kann die Fähigkeit von Menschen, sich selbst zu regulieren, stark eingeschränkt sein. So kann es ihnen schwerfallen, sich allgemein mit ihrem Leben und speziell mit ihrer eigenen Person wohlzufühlen, auch können sie nur bedingt adäquat und adaptiv auf ihre Umgebung reagieren.

65 Quelle: Dami Charf, deutsche Traumatherapeutin, www.traumaheilung.de

Lange Zeit kannte die Wissenschaft zwei Reflexe, mit denen der Körper auf extreme Gefahr reagiert: den Angriff- und den Fluchtreflex, auch bekannt als „fight or flight response". In beiden Fällen reagiert der Körper in einer Gefahrensituation mit der Ausschüttung von Stresshormonen. Der Organismus hat jedoch für den Fall, dass weder Kampf noch Flucht realisierbare Optionen darstellen, noch einen dritten Reflex entwickelt: den Erstarrungsreflex, auch „Freezing" genannt. Dabei erstarrt die überwältigte Person, die keine Chance für eine angemessene Reaktion erkennt. Das Phänomen der Erstarrung ist auch aus dem Tierreich bekannt, beispielsweise im Fall einer Antilope, die von einem Löwen gejagt wird. Obwohl der Körper äußerlich völlig erstarrt wirkt, ist der Organismus in höchster Alarmbereitschaft und das vegetative Nervensystem in höchster Erregung. Wenn diese Erregung nach Abklingen der Gefahr nicht abgebaut werden kann, wirkt sie lange nach und verursacht zahlreiche Symptome und Störungen.[66]

Angriff- oder Fluchtreaktionen können auch unabhängig von realen Bedrohungen ablaufen. Durch angstbesetzte Erinnerungen oder ein sich Ausmalen künftiger Gefahrensituationen reagiert der Körper mit dem gleichen Stressmuster wie bei aktueller Gefahr.

Verschiedene Traumatherapien wie etwa Somatic Experiencing nach Peter Levine berücksichtigen die Möglichkeiten des Körpers, sich zu regulieren und Erregung abzubauen. Hier wird direkt am Körper gearbeitet, aber auch die Ausdrucksmöglichkeiten des Körpers wie zum Beispiel bestimmte Bewegungen werden eingesetzt, um heilsam einzuwirken. Behutsame Körperwahrnehmung kann den Weg zu einer selbstbestimmten Lebensführung unterstützen, indem der eigene Körper „zurückerobert" wird. Die moderne Traumatherapie integriert die aktuellen Erkenntnisse der Neurobiologie und Gehirnforschung.[67]

Weiterführende Info:

Durch die Hirn- und Säuglingsforschung hat man erkannt, dass jedes Kind schon weit vor der Geburt ein voll erlebendes, empfindsames und fühlendes Menschenwesen ist. Das Ungeborene lernt im Bauch nicht nur die Gefühls-

66 Dami Charf, www.traumaheilung.de
67 Vgl. Romana Tripolt, Der Bewegung vertrauen, heißt dem Leben vertrauen

welt der Mutter kennen und teilt mit ihr gemeinsame Erfahrungen, sondern macht bereits vor und während der Geburt seine eigenen Beobachtungen und Wahrnehmungen. Wir wissen, dass die sensibelste Lebenszeit eines Menschen an seinem Lebensanfang liegt, d.h. in der Schwangerschaft, während der Geburt und in den ersten Jahren. In dieser Zeit werden all unsere grundlegenden Körpergefühle, Emotionen, unser Denken und Handeln und unsere gesamten Bindungsmuster geprägt – ohne dass wir uns dessen bewusst sind.[68]

Geburtstraumata, also starke Stresserfahrungen während der Geburt, können zahlreiche Konsequenzen nach sich ziehen. Darunter befinden sich Verhaltensauffälligkeiten wie etwa bei Schreibabys, Ängstlichkeit, Bindungsstörungen zu den Eltern. In der craniosacralen Therapie geht man davon aus, dass traumatische Kräfte aus dem Geburtsprozess die Bewegung der Flüssigkeiten in Schädel und Rückenmarkskanal und die Mobilität des Gewebes einschränken können.[69]

Das Wichtigste über unser Nervensystem:
Dieses spielt bei jeglichem körperlichen und psychischen Geschehen eine Rolle. Indem wir unsere Bedürfnisse und Signale wahrnehmen und würdigen, kommen wir der umfassenden Bedeutung des Nervensystems entgegen. Die Anwendung von Entspannungsmethoden sowie gegebenenfalls professionelle Unterstützung (zum Beispiel Psychotherapie) können unseren Körper wesentlich entlasten.

Für zahlreiche meiner KlientInnen und auch für mich persönlich hat sich das Nervensystem als der Schlüssel zu schmerzhaften Verspannungen erwiesen. Das Wissen über die Funktionsweise des Nervensystems sowie das Erlernen und Anwenden von Entspannungsmethoden können eine wesentliche Verbesserung der Lebensqualität ermöglichen.

UNSERE HALTUNG

Den meisten Menschen ist bekannt, dass ihre Nackenschmerzen mit ihrer Haltung zusammenhängen können. Wie weitreichend die Auswirkungen

68 www.hebammenwissen.info/geburtstrauma-beim-baby/
69Vgl. Ulli Moschen, Sanfte Hilfe bei Schmerzen, in: Lebensweise, Raum für Gesundheit, Genuss und Dialog, Jahrgang 07, Oktober/November 2016, S. 14

der Haltung sind, erstaunt sie dennoch. Der Nacken- und Schulterbereich ist nämlich jener, der Fehlhaltungen kompensiert. Die Halswirbelsäule ist der beweglichste Teil der Wirbelsäule. Dies lässt sie zu einer „Zone der Anpassung und Kompensation“[70] für das gesamte Gelenksystem des Menschen werden. Das heißt, dass der Kopf jegliche Fehlhaltung im gesamten Stützapparat oder einen Schiefstand ausgleichen muss. Oft kämpfen wir mit hartnäckigen Beschwerden im Nacken. Deren Ursache kann jedoch im Bereich der Füße, der Beine, des Beckens oder der Wirbelsäule zu finden sein.

Aus diesem Grund führe ich nähere Betrachtungen zum Thema Haltung aus.

Als sich der Mensch vom Vierbeiner zum aufrechten Zweibeiner entwickelte, erforderte dies zahlreiche Strukturänderungen. Die Befreiung der Arme und Hände von Stütz- beziehungsweise Fortbewegungsaufgaben machte einerseits die Entwicklung unserer Motorik und Sensorik möglich, erforderte jedoch grundlegend neue Anpassungsmechanismen. So haben sich neben Veränderungen des Skeletts auch andere Strukturen im Körper an die Vertikale angepasst. Die Bauchwand des Vierbeiners wurde zum tragfähigen und wichtigen Beckenboden.[71]

Unsere Wirbelsäule mit den spezifischen Krümmungen, Wirbelkörpern und Muskeln ist ein über Millionen von Jahren fein austariertes System, das stützt, Belastungen abfedert und vielfältige Bewegung erlaubt. Dem Skelett kommt vor allem eine Stützfunktion zu, die nicht von den Muskeln erbracht werden soll. Sobald nämlich diese durch eine ungünstige Haltung zum Tragen von Körpergewicht herangezogen werden, anstatt die Knochen zu bewegen, wird ihre Beziehung zum Nervensystem beeinträchtigt. Das fixierte Halten von Körperteilen behindert zudem deren Durchblutung.

Wenn die Hauptgewichte unseres Körpers – Kopf, Brustkorb und Becken – gleichmäßig entlang der Schwerkraftlinie durch die Körpermitte ausgerichtet sind, werden Bänder und Muskeln der Gelenke gleichmäßig belastet. Ist dies jedoch durch eine Fehlhaltung nicht gegeben, wird zusätzlich Muskelkraft benötigt und unnötige Belastung aufgebaut. Die Überlastung eines Körper-

70 Jean-Pierre Barral, Die Sprache unserer Gelenke: Ganzheitliche Medizin für ein gesünderes Leben
71 Benita Cantieni, Catpower, Das ultimative Körperbuch

teils zugunsten eines anderen wirkt sich immer negativ auf das Gesamtsystem aus. Eine durch verspannte Schultern eingeschränkte Atmung zieht beispielsweise eine Schwächung des lymphatischen und venösen Kreislaufs nach sich. Somit wird unter Umständen die Versorgung von Leber und Verdauungsorganen nicht mehr vollständig unterstützt. Zudem können sich Belastungen durch eine ungünstige Körperhaltung auch auf die neurovegetative Balance benachbarter Organe auswirken.

Katrin Jonas schreibt in „Meditation heilt": „Mit welchem Tonus unsere Nackenmuskeln arbeiten, hängt maßgeblich von der Flexibilität der gesamten Wirbelsäule sowie vom Becken als Bewegungszentrum des Körpers ab, im weiteren Sinne sogar von der Hüft-, Knie- und Fußfunktion. Wenn es zu Einschränkungen in diesen ‚unteren´ Bereichen kommt, zwingt man die Schulter- und Nackenmuskeln automatisch in eine Kompensationssituation hinein. Wird dann vor diesem Hintergrund an den Halswirbeln manipuliert, gerenkt oder operiert, behandelt man den verkehrten Teil des Systems – genau genommen denjenigen, der aus funktioneller Sicht gar nicht für Veränderung sorgen kann. Er gleicht ja nur aus, was andere Teile verhindern. Er kompensiert, was anderswo aus der Funktion gefallen ist."[72]

Haltung findet rund um die Uhr statt. Permanente Impulse aus Muskeln und Gelenken erreichen auch im Schlaf das Nervensystem und können die Muskeln in einem ermüdenden Zustand verharren lassen. Natürlich hängen viele körperliche Fehlhaltungen mit unserer beruflichen Beschäftigung zusammen. Wir verharren oft stundenlang in einer Position, unsere fokussierte Aufmerksamkeit erhöht die Anspannung, lösende, kleine Bewegungen finden nicht ausreichend statt.

Der Kopf wiegt zwischen fünf und sieben Kilogramm. Befindet sich dessen Schwerpunkt nicht im Gleichgewicht in einer Linie mit den Gelenkflächen, sondern wird gewohnheitsmäßig im Ungleichgewicht gehalten, ermüdet nicht nur die haltende Muskulatur. Diese ist zum einen dafür nicht ausgestattet, zum anderen wird dadurch das gesamte propriozeptive System, die Tiefensensibilität, irritiert. Benita Cantieni meint: „Der Kopf trägt sich selbst.

72 Katrin Jonas, Meditation heilt, S. 24

Er ist dafür mit etwa 80 Muskeln ausgestattet. Wir müssen ihm nur die Aufspannung zur Verfügung stellen, damit er schweben kann."[73]

Fehlt die Zentrierung des Kopfes, verändert sich die Kurve der Halswirbelsäule, was sich auch auf die darunterliegenden Kurven der Brust- und Lendenwirbelsäule auswirkt. Wenn diese aus dem Gleichgewicht geraten, müssen über die ganze Länge der Wirbelsäule kompensatorische Maßnahmen im muskulären und sensorischen Bereich vorgenommen werden.[74]

Weiterführende Info:
Ida Rolf, die Begründerin der Rolfing-Methode, meinte zur unterschiedlichen Wirkung des Phänomens Schwerkraft: „Jemand erlebt seinen unterlegenen Kampf mit der Schwerkraft als einen stechenden Schmerz im Rücken; ein anderer als eine unschmeichelhafte Kontur seines Körpers; ein weiterer als ständige Müdigkeit und wieder ein anderer als eine unerbittlich bedrohliche Umwelt. Jene über 40 mögen es Alter nennen. Und doch weisen alle diese Signale auf ein einziges Phänomen hin, das so herausragend in unserer eigenen Struktur ist und den Strukturen von anderen, dass es ignoriert wurde: Sie sind aus dem Lot. Sie sind alle im Krieg mit der Schwerkraft."[75]

Unsere Wirbelsäule ist in mehrfacher Hinsicht zentral für unseren Körper. Sie unterstützt unsere Aufrichtung, gleicht Erschütterungen und Spannungen aus und schützt das für den Informationsfluss so wichtige Rückenmark. Der Name spricht bereits für sich und weist auf ihre Balance aus Stabilität und Flexibilität hin: Wirbel bezeichnet eine schnell um eine Mitte wirbelnde Bewegung und Säule ein stabiles tragendes Element.[76]

Da die Wirbelsäule gemeinsam mit den sie umgebenden Geweben als komplexe Struktur auch auf Emotionen, Glaubensmuster oder die Einstellung zum Leben reagiert, wird sie auch als „Achse der Seele" bezeichnet. Der Zusammenhang besteht unter anderem darin, dass innerhalb des Wirbelkanals das autonome Nervensystem verläuft. Muskeln, Haut, die Peripherie und sämtli-

73 Benita Cantieni, Catpower, Das ultimative Körperbuch, S. 189
74 Divo G. Müller, Bodybliss, S. 54
75 Zit. nach: Divo G. Müller, Bodybliss, S. 98
76 Vgl. Ulli Moschen, Schmerz lass nach: Der Rücken als Achse der Seele, in: Lebensweise, Raum für Gesundheit, Genuss und Dialog, Jahrgang 97, Oktober/November 2016, S. 7

che Organe werden von den Nervenpaaren versorgt, die zwischen den einzelnen Wirbelkörpern jeweils links und rechts als Spinalnerven austreten und für bestimmte Körperbereiche zuständig sind.[77]

Divo G. Müller, Autorin und Entwicklerin von Bodybliss, schlägt vor, die Wirbelsäule in „Wirbelschlange" umzubenennen, um ein Bild von Beweglichkeit zu erzeugen. Ihrer Meinung nach entspricht dies eher unserer Natur als die Vorstellung von Festigkeit, die das Wort Säule hervorruft.

Die Begründerin der Cantienica-Methode Benita Cantieni zeichnet ein schönes Bild des ideal aufgerichteten Körpers: „Wenn Sie Ihren Körper so aufspannen, dass alle Knochen Raum und Ausdehnung haben, dass kein Gelenkteil den Nachbarn berührt, bedrängt, beeinträchtigt, so aktiviert diese Aufspannung alle skeletthaltenden Muskeln, bringt sie in die Grundspannung, in den Vitaltonus. Und zwar 100 Prozent der Muskulatur. Vernetzt und gleichmäßig. Die Wirbelsäule bewegt sich frei. Das Becken wird zum Mittelpunkt der Mobilität. Die Füße werden vom Körpergewicht befreit, der Brustkorb kann sich beim Atmen weiten, die Schultern sind frei, der Kopf schwebt. Und die Beine können uns bewegen, die Arme sind frei, die Welt zu umarmen."[78]

In der Eurhythmie[79] *spricht man von der „Gutspannung" im Körper.*[80] *Damit wird ein Muskeltonus gemeint, der eine Grundspannung im Körper bereithält, jedoch nicht das Maß einer ermüdenden Verspannung erreicht. Mittels dieser „Gutspannung" massieren wir beim Ausatmen unsere inneren Organe.*

Unsere Organe und unser Halteapparat stehen in Wechselwirkung zueinander. Im günstigen Fall schaffen sie einander Raum und förderliche Bedingungen. Eric Franklin schreibt: „Tatsache ist, dass jede Bewegung, die Sie ausführen, eine innere Massage darstellt. Organe, Muskeln, Knochen und Bindegewebe gleiten aufeinander, schmiegen sich aneinander, wenden und drehen sich in einem inneren Tanz und ermöglichen Ihre Beweglichkeit. Ohne diese innere Beweglichkeit wären unsere Bewegungen steif und unbeholfen."[81]

77 Vgl. Ulli Moschen, Schmerz lass nach: Der Rücken als Achse der Seele, in: Lebensweise, Raum für Gesundheit, Genuss und Dialog, Jahrgang 97, Oktober/November 2016, S. 7
78 Benita Cantieni, Catpower, Das ultimative Körperbuch, S. 78
79 Eurythmie bezeichnet eine anthroposophische Bewegungskunst, von Rudolf Steiner begründet
80 Benita Cantieni, s.o.
81 Eric Franklin, Locker sein macht stark, S. 18

Die Bedeutung unserer Haltung findet sich auch in unserer Sprache wieder. Wir verwenden Ausdrücke wie: Haltung zeigen, für etwas geradestehen, aufrecht durchs Leben gehen und viele mehr.

Ich erlebe in meiner Praxis häufig, dass Personen mit auffällig hoch gezogenen Schultern zu mir kommen und über Schmerzen im Nacken- und Schulterbereich klagen. Der Zusammenhang scheint mir so offensichtlich, erweist sich für die betroffenen Menschen jedoch oftmals als neu. Unsere Körperhaltung hat in jedem Fall eine Geschichte und verweist auf unsere Biographie. Diesen Umstand können wir neugierig erforschen, da er uns Unbewusstes enthält. Es gibt ein großes Repertoire an Unterstützung, wenn wir diese Reise nicht allein antreten wollen.[82]

Das Wichtigste:
Unsere Haltung ist ein Spiegelbild unserer inneren Verfassung. Wir können diesen wechselseitigen Einfluss nützen und über unsere jetzige Haltung hinauswachsen. Achtsame Bewegung begünstigt das Bewusstmachen unserer derzeitigen Aufrichtung sowie das Einnehmen einer körpergerechten Haltung.

Als weiteres für unser Thema wichtiges Organisationssystem betrachte ich die Homöostase, die Fähigkeit zur Selbstregulierung unseres Körpers. Daher folgen dazu im Anschluss nähere Ausführungen.

HOMÖOSTASE – SELBSTREGULIERUNG DES KÖRPERS

Unser Körper verfügt über eine hochspezialisierte und ausgeklügelte Fähigkeit zur Selbstregulierung. Er hat zahlreiche Mechanismen entwickelt, immer wieder in Balance zu kommen und Belastungen auszugleichen. Meinem Verständnis nach ist es für die Beziehung zu unserem Körper förderlich, sich mit der Homöostase auseinanderzusetzen, da wir diese durch unser Verhalten unterstützen, aber auch erschweren können.

Was ist Homöostase?

Der Begriff Homöostase wurde 1932 vom US-amerikanischen Physiologen Walter B. Cannon geprägt und bezeichnet im engeren Sinn das Bestreben des

82 Konkrete Hinweise finden sich im Kapitel „Was tun?"

inneren Milieus des Organismus, im Gleichgewicht zu bleiben beziehungsweise dieses wiederherzustellen. Das innere Milieu meint insbesondere die chemische Zusammensetzung der Körpersubstanzen wie intra- und extrazelluläre Flüssigkeiten, die so beschaffen sein müssen, dass optimale und stabile Arbeitsbedingungen für die verschiedenen Systeme des Organismus herrschen. Dies erfordert eine umfassende und fortwährende Feinabstimmung mit vielen Rückmeldeschleifen.[83]

Das vegetative Nervensystem, dessen Hauptverantwortung im Aufrechterhalten des inneren Milieus liegt, dient vorrangig der Homöostase. Die Gegenspieler Sympathikus und Parasympathikus steuern in einem ausgeklügelten System von Hormonausschüttung das Gleichgewicht von Aktion und Ruhe. Auch zahlreiche andere Funktionseinheiten wie zum Beispiel Spieler und Gegenspieler im Bereich der Muskeln verweisen auf die Tendenz des Körpers, fortwährend das Gleichgewicht zu suchen.

Homöostase wird im weiteren Sinne jede Form der Selbstregulierung des Körpers genannt. Diese können wir zu einem gewissen Grad durch unser Verhalten beeinflussen, indem wir zum Beispiel in unserer Freizeit Ausgleich zur beruflichen Tätigkeit suchen. Durch Missachtung unserer körperlichen Bedürfnisse erschweren wir unsere Selbstregulierung. Chronische Beschwerden weisen grundsätzlich darauf hin, dass Homöostase zumindest in einem bestimmten Bereich des Körpers nicht (mehr) gelingt.

Unsere Selbstregulierungsfähigkeit ist an die Ressourcen, die wir in unserer Entwicklung vorfanden, geknüpft. Falls wir Traumata erleiden mussten, wurde diese Fähigkeit möglicherweise stark eingeschränkt. Dadurch steigt die Anfälligkeit für Störungen wie Depressionen oder andere psychische Erkrankungen.

Ich gehe im Folgenden auf drei Aspekte der Homöostase näher ein, da ich diese in Zusammenhang mit unserem Thema für besonders bedeutsam halte.

83 Vgl. Rainer Schandry, Biologische Psychologie, S. 26 und S. 162

Entspannung

Wir haben bereits davon gesprochen, dass im Zustand der Entspannung der Parasympathikus, der Ruhenerv des vegetativen Nervensystems, aktiv ist. Damit ist eine Reihe von Vorgängen gemeint, die unserem Körper Regeneration ermöglichen. Beispielsweise widmet sich der Körper dann vorzugsweise der Verdauung, der Behebung von Ungleichgewichten wie zum Beispiel Reparatur-Vorgängen auf Zellebene und dem Immunsystem. Auch im Schlaf finden diese Prozesse statt, doch kann eine hohe Körperspannung auch im Schlaf bestehen bleiben. Dann wird die Regeneration während des Schlafes nur in verringertem Maße ermöglicht. Wenn wir bewusst Entspannung einleiten, kann das Gehirn seine Tätigkeit auf sogenannte Alpha-Wellen umstellen. Dieser tranceähnliche Zustand, der oft bereits durch ruhiges Sitzen oder Liegen und tiefe Atmung erreicht wird, schenkt unserem gesamten System ein hohes Maß an Regenerationsfähigkeit und hat somit große Heilwirkung. Auf die Auswirkung von Meditation gehe ich weiter unten näher ein.

Berührung

Wir sind als soziale Wesen auf Kommunikation angewiesen. In unserer neuronalen Entwicklung sind wir unmittelbar darauf angelegt, Impulse aus unserer Umwelt zu empfangen und aufzugreifen. Diese für unsere Entwicklung und unser Wohlbefinden so wichtige Verbindung mit dem Außen erfolgt nicht zuletzt über die Haut, sie ist also unmittelbar spürbar.

Achtsame Berührung kann unsere Homöostase unterstützen. Für das Nervensystem bedeutet jede Berührung zuerst einmal einen Gefahrenreiz, der den Abwehrinstinkt aktiviert und eine Muskelkontraktion auslöst. Wenn die neuronale Beurteilung meldet, dass die Berührung sanft und achtsam ist, löst sich die Kontraktion und Entspannung kann sich einstellen.

Bei achtsamer, freundlicher Berührung wird in unserem Körper das Hormon Oxytocin ausgeschüttet, welches uns hilft, Stresshormone abzubauen. Dadurch wirkt es stimmungsaufhellend. Dieses Hormon trägt bezeichnenderweise den umgangssprachlichen Namen „Kuschelhormon“ und wird bei vielen Tätigkeiten in Zusammenhang mit Berührung aktiviert, unter anderem auch beim Streicheln von Tieren, bei Zärtlichkeiten, beim Umgang mit

Babys oder bei Massagen. In vielen Kulturen gibt es ausgiebige Rituale der gegenseitigen Körperpflege, da dies sowohl auf individueller als auch auf gesellschaftlicher Ebene harmonisierend wirkt.

Weiterführende Info:
Achtsame Berührung hilft uns, unsere Bedürfnisse besser wahrzunehmen. Auch im Spitalsbereich gibt es Ansätze, positive Auswirkungen von Berührung zu nutzen. In verschiedenen Wiener Spitälern wird Therapeutic Touch angewandt, unter anderem in der Intensivmedizin. Therapeutic Touch basiert auf dem energetischen Menschen- und Weltbild der US-amerikanischen Pflegetheoretikerin Martha Rogers. Diese stellte fest, dass der Mensch und seine Umwelt offene Systeme sind, deren bioelektromagnetische Felder sich ständig verändern und gegenseitig beeinflussen. Es handelt sich bei Therapeutic Touch um sanfte Berührung mit dem Ziel, die körpereigene Regulationsfähigkeit zu stärken und das Wohlbefinden der PatientInnen zu fördern.[84]

Positive Auswirkungen von Therapeutic Touch im Spital sind unter anderem Schmerzlinderung, Verbesserung des Schlafes und eine Reduktion von Angstgefühlen.[85] *Eric Franklin, Schweizer Bewegungspädagoge und Entwickler der Franklin-Methode, berichtet: „Der Herzchirurg Mehmet Oz am Columbia-Presbyterian Hospital in New York lässt beispielsweise zu, dass während der Operation eine Spezialistin für Therapeutic Touch (therapeutische Berührung) tätig ist. Er weiß aus Erfahrung, dass Schmerzen nach der Operation geringer ausfallen und Blutdruck und Herzfrequenz erwiesenermaßen reduziert werden, wenn während der Operation berührt wird."*[86]

Im indischen Ayurveda ist Babymassage fest verankert und wird häufig täglich angewandt. Berührung wird dabei als genauso wichtig für das Gedeihen betrachtet wie Nahrung. Auch die westliche Medizin hat herausgefunden, dass regelmäßige Berührung für Babys enorme Bedeutung in Bezug auf deren Wachstum, Regeneration sowie die Gehirnentwicklung hat.[87]

84 http://www.biomed-austria.at/fachartikel/therapeutictouch_w11.pdf
85 Servus Reportage „Was uns berührt – Die Heilkraft der Hände", Österreich 2016
86 Eric Franklin, Locker sein macht stark, S. 30
87 ebenda

Meditation

Meditation ist ein wirksames Mittel zur Regulierung unserer Systeme. Wir begegnen diesem Thema häufig skeptisch. Dies hängt einerseits damit zusammen, dass wir mit Meditation ein Expertentum verbinden, das uns schwer erreichbar scheint. Außerdem hat sich im Westen die Vorstellung etabliert, Meditation habe im Lotussitz in aufrechter Haltung zu erfolgen. Diese Vorstellung schreckt viele Menschen aus unserem Kulturkreis ab, da das lange Sitzen mit überkreuzten Beinen nur wenigen schmerz- und damit stressfrei möglich ist.

Bei Meditation geht es jedoch nicht um die äußere Haltung, sondern um die Fokussierung nach innen. Innenschau ist unserer Kultur eher fremd, auch daher gibt es eine gewisse Skepsis. Meditation als Zustand ermöglicht uns, zurück in die Mitte, in die Balance zu kommen. Der Weg dorthin ist individuell und hängt von der jeweiligen Verfassung ab. Die passende Methode korreliert mit unserem Nervensystem und kann auf dessen Zustand großen Einfluss nehmen. Im meditativen Zustand kann unsere Selbstregulierung in hohem Maße erfolgen.

Die Wissenschaft hat den günstigen Einfluss meditativer Zustände auf unser Gehirn festgestellt. Neurogenese bezeichnet die Bildung neuer Nervenzellen, diese wird durch Meditation begünstigt.[88]

Das Wichtigste:

Die Selbstheilungskraft des Körpers können wir bereits dadurch unterstützen, dass wir sie erkennen und bedenken. Anatomische Grundkenntnisse sind hilfreich, um die Weisheit unseres Körpers zu würdigen. Bereits eine kleine Verletzung an der Hand aktiviert unsere Selbstheilungsfähigkeit und liefert uns eine Demonstration dessen, was permanent in unserem Körper abläuft.

Wir haben uns in Teil 1 mit den anatomischen Gegebenheiten und verschiedenen Organisationssystemen unseres Körpers befasst, um Nacken- und Schulterprobleme besser zu verstehen.

88 Vgl. Katrin Jonas, Meditation heilt

Nun folgen Überlegungen zum Thema Ganzheitlichkeit. Warum sollten wir noch weitere Erfahrungsebenen in unsere Betrachtungen einbeziehen?

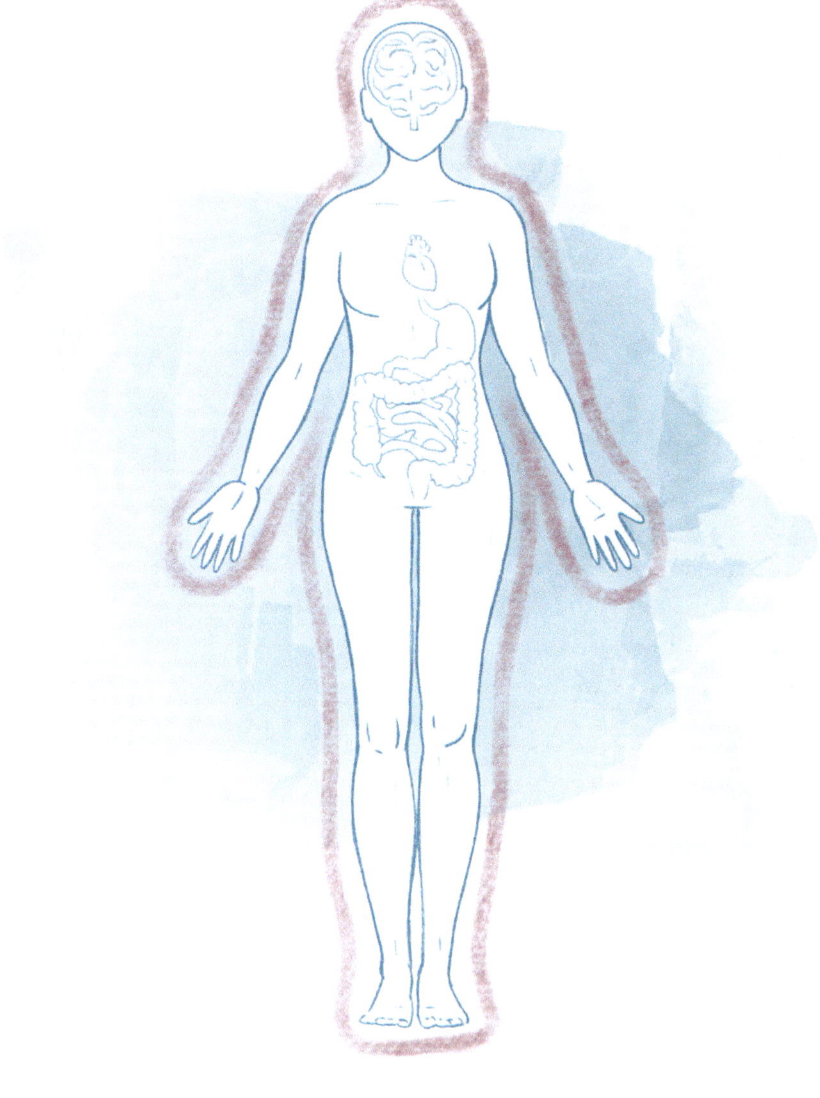

Teil 2

WARUM GANZHEITLICHKEIT?

Wir haben im ersten Teil unter Berücksichtigung unserer körperlichen Gegebenheiten und Bedingungen zahlreiche Aspekte der Entstehung der betreffenden Beschwerden gefunden. Meinem Verständnis nach endet die lohnende Betrachtung aber damit noch nicht.

ÜBERLEGUNGEN ZU GANZHEITLICHKEIT

Die Weltgesundheitsorganisation WHO definierte im Jahr 1948 Gesundheit als einen Zustand völligen psychischen, physischen und sozialen Wohlbefindens und nicht nur als Freisein von Krankheit und Gebrechen.[89] Dieser Definition schließe ich mich mit der Einschränkung an, dass ich das „völlig" in Frage stelle. (Der Zustand „völligen" psychischen, physischen und sozialen Wohlbefindens stellt wohl eher ein zu erreichendes Ideal dar als eine Realität. Man kann die WHO-Definition auch so verstehen: Wir sind aufgerufen, Bedingungen zu schaffen, um uns in diese Richtung zu entwickeln.) Meine Ausbildungen und Erfahrungen im Gesundheitsbereich, aber auch im Zuge meiner früheren Tätigkeit in der Sozialarbeit und meine persönlichen Erfahrungen haben mir deutlich gezeigt, dass unser Körper mit unseren Gedanken, Gefühlen und unserer Lebenssituation untrennbar verbunden ist. Auch wenn sich Beschwerden und Schmerzen primär körperlich zeigen, so haben andere Bereiche unseres Lebens großen Einfluss auf unseren Körper und das Schmerzgeschehen. Ich selbst habe große körperliche Veränderungen wahrgenommen, seitdem ich mich mit Selbsterfahrung und Entspannung beschäftige. Diese Veränderungen treten nicht über Nacht auf, es geht hier

89 https://www.bmgf.gv.at/home/Gesundheit_und_Gesundheitsfoerderung

um einen langfristigen Prozess, der über einen langen Zeitraum entwickelte Gedanken- und Verhaltensmuster positiv verändert. Diese Veränderungen erfolgen jedoch nachhaltig und verbessern die Lebensqualität deutlich. Daher möchte ich auch meine diesbezüglichen Erkenntnisse gerne teilen.

Auch eine neuere, bereits erwähnte Studie weist den Zusammenhang zwischen psychosozialen und soziodemografischen Faktoren und dem Auftreten von Schmerzen nach.[90]

Ganzheitlichkeit betrifft für mich drei Ebenen:

Zum einen bezieht sich dieses Konzept auf den ganzen Körper. Das klingt banal, in meiner Praxis kommt es jedoch häufig vor, dass Personen mit Nackenbeschwerden von mir erwarten, ausschließlich diese Körperstelle zu behandeln, da ja auch hier die Schmerzen zu finden sind. Wenn ich erkläre, dass mir die Einbeziehung des ganzen Körpers wichtig ist und ich aus gutem Grund mit der Arbeit an den Füßen beginne, stoße ich gelegentlich auf Widerstand. Dass der Körper eine Einheit darstellt, ist offenbar nicht ganz klar.

Zum zweiten meine ich mit Ganzheitlichkeit die Einbeziehung des Denkens, des Fühlens, der gesamten Situation, in der sich eine Person befindet. Dies kann etwa das Privatleben, die Arbeitssituation, familiäre Betreuungspflichten, Existenzsorgen etc. betreffen. Ich frage alle Personen zu Beginn der Massageeinheit, wie es ihnen geht. Es ist mir wichtig, zu wissen, in welcher Situation sich die Person befindet, die zu mir kommt. Ist sie gerade mit einem akuten Problem befasst? Gibt es eine vorherrschende Emotion? Was spürt sie gerade körperlich? Das ist mir auch deshalb wichtig, weil es eine Einladung darstellt, innezuhalten und in sich hinein zu spüren. Was ist gerade mit mir los? Wie fühlt sich das an?

Zum dritten beziehe ich die spirituelle Ebene mit ein. Wie wir noch genauer untersuchen werden, stellt für mich die Frage nach dem „großen Ganzen", nach einer grundsätzlichen Zugehörigkeit und Verbundenheit ein fundamen-

90 How are socio-demographic and psycho-social factors associated with the prevalence and chronicity of severe pain in 14 different body sites? A cross-sectional population-based survey, in: wiener klinische wochenschrift 1-2/18, S. 14ff.

tales menschliches Bedürfnis dar. Dieses wird im medizinischen Kontext oft ausgespart.

WOHER KOMMT DIE TRENNUNG, DAS FEHLEN VON GANZHEITLICHKEIT?

Man weiß seit Jahrtausenden um die enge Verflechtung zwischen den Organfunktionen des Körpers und psychischen Prozessen. Aristoteles schreibt, dass mit Emotionen typische Körperveränderungen auftreten: „So scheinen auch alle seelischen Vorgänge wie Zorn, Sanftmut, Furcht, Mitleid, Mut, ferner Freude, sowie Liebe und Hass in Verbindung mit dem Körper zu stehen. Denn bei allen diesen ist der Körper irgendwie beteiligt."[91] Auch unsere Alltagserfahrungen bestätigen diesen engen Zusammenhang: wir alle kennen die körperlichen Begleiterscheinungen von Prüfungssituationen, dem Erhalt einer guten oder schlechten Nachricht, dem ersehnten Treffen mit einer geliebten Person und so fort. Einerseits wissen wir ganz selbstverständlich von der Einheit, die unser Körper mit unserem Geist und unserer Psyche bildet. Andererseits hat sich in unseren Köpfen in den letzten Jahrhunderten die Vorstellung einer Trennung ausgebreitet, die Gräben entstehen ließ und ungünstige Konsequenzen hat. Die westliche Kultur hat durch das Zeitalter der Aufklärung das Selbstverständnis von Ganzheitlichkeit eingebüßt, indem eine schrittweise Trennung von Körper und Geist erfolgte. Die Befreiung von der Allmacht der Kirche ermöglichte wissenschaftlichen Fortschritt. Durch den Fokus auf den Geist wurde jedoch ein Gegenüber geschaffen, die Materie. Dieser wurde die Natur und der menschliche Körper zugeordnet. Diese Ausrichtung prägt unsere gesamte Kultur, unseren Umgang mit unserem Lebensraum und unsere mechanistisch ausgerichtete Medizin. Die Vorstellung der Einheit von Körper, Geist und Psyche passt nicht ganz in dieses Bild.

„Außerdem leben wir in einer Kultur, die es uns schwer macht, uns im eigenen Körper wohl zu fühlen. Historisch gesehen hat uns die Aufklärung das letzte Gefühl an Ganzheitlichkeit genommen. Unser Dank gilt Menschen wie Gindler, Jakobi, Raich, Feldenkrais, Rolf, Pilates [...] und der aktuellen Neurobiologie und Gehirnforschung [...], die alle hier im westlichen Kulturraum darum bemüht waren und sind, uns Menschen wieder zu einem Gesamtsystem zusammenzufügen und diese unselige Trennung von Empfindung,

91 Rainer Schandry, Biologische Psychologie

Emotion, Körper und Geist-Denken wieder aufzuheben", so die Rolferin und Entwicklerin einer wahrnehmungsorientierten Bewegungsarbeit namens „Inner Movement" Jasmin Mirfakhrai.[92]

GANZHEITLICHKEIT UND MEDIZIN

Anders als in asiatischen Traditionen wie in der Traditionellen Chinesischen Medizin steht in der westlichen Medizin nicht der ganze Mensch im Fokus der Aufmerksamkeit, sondern einzelne Symptome. Das Verstehen einer Krankheit bedeutet hier die Aufdeckung eines bestimmten Zustandes, der unabhängig vom jeweiligen Patienten oder der jeweiligen Patientin existiert. Die westliche Medizin ist hauptsächlich mit isolierbaren Krankheitskategorien oder -ursachen beschäftigt, die sie herausgreift und zu ändern, zu kontrollieren oder auszuschalten versucht. „Der westliche Arzt fängt mit einem Symptom an und sucht dann nach dem zugrunde liegenden Mechanismus – einer präzisen Ursache für eine spezielle Krankheit. Die Krankheit mag verschiedene Teile des Körpers in Mitleidenschaft ziehen, stellt jedoch ein ziemlich klar definiertes, in sich geschlossenes Phänomen dar. Durch präzise Diagnose wird eine exakte, quantifizierbare Beschreibung eines möglichst abgegrenzten Bereiches gegeben. Die Logik des Arztes ist analytisch [...], um zu einer einzigen Ursache vorzudringen", so Ted Kaptchuk, ein US-amerikanischer Mediziner, der an der Universität von Harvard unterrichtet.[93]

Die westliche Medizin hat ihre Stärken und Grenzen. Die Fortschritte und Erkenntnisse der letzten Jahrhunderte haben großen Einfluss auf die Heilungschancen schwerer Krankheiten genommen, die westliche Medizin leistet Großartiges. Bei starken akuten Schmerzen kann es unabdingbar sein, sich mit Medikamenten Erleichterung zu verschaffen. Dies stellt oft die Voraussetzung dar, sich mit weiteren Aspekten und Möglichkeiten der Linderung zu befassen. Es gibt jedoch ein zunehmendes Bewusstsein, dass PatientInnen unter der mechanistischen Sichtweise zu leiden haben. Sie fühlen sich oft nicht gehört, nicht gesehen, nicht als Mensch wahrgenommen. Außerdem stellen chronische Erkrankungen eine besondere Herausforderung

92 Jasmin Mirfakhrai, Der aufrechte Gang der Menschenfrau, in: Mona Rut, 7 Jahre FRAUENKREISE, S. 89
93 Ted. J. Kaptchuk, Das große Buch der chinesischen Medizin, S. 14f.

in der Behandlung, auch für die westliche Medizin, dar – zudem schwere chronische Erkrankungen generell die Frage nach dem Wesen von Behandlungserfolg aufwerfen. Wie wir bereits besprochen haben, ist Schmerzverarbeitung ein sehr individuelles Geschehen und damit eine medizinische Herausforderung.

Die mechanistische Sicht auf den menschlichen Körper hat zur Folge, dass wir den Körper als Apparat betrachten, der bei Fehlfunktion repariert werden muss. Sein reibungsloses Funktionieren wird als Selbstverständlichkeit betrachtet. Tauchen Beschwerden auf, wird der Körper häufig verbal abgewertet, wir fühlen uns von ihm „im Stich gelassen". Wenn wir uns jedoch mit der Homöostase, der Selbstregulierung des Körpers, beschäftigen, geraten wir angesichts der unzähligen Regulationsvorgänge, die unserem Bewusstsein verborgen bleiben, ins Staunen. Der Körper befindet sich in einem ununterbrochenen Prozess des Ausgleichens, welchen wir mit freundlicher Zuwendung unterstützen können. Dies ist ein völlig anderes Bild als das einer Maschine, die optimal zu funktionieren hat.

(Nicht nur) chronische Schmerzen bedürfen des Einbeziehens des ganzen Menschen. Dies deckt sich durchaus mit dem Wunsch vieler MedizinerInnen, sich mehr Zeit für die PatientInnenbetreuung zu nehmen. Systemische und wirtschaftliche Aspekte des gegenwärtigen österreichischen Gesundheitssystems erschweren dies jedoch, da eine hohe Anzahl zu betreuender PatientInnen einem umfassenden Diagnose- und Beratungsgespräch im Wege steht.

PSYCHOSOMATIK

Primar Dr. Manfred Stelzig, Leiter der psychosomatischen Abteilung des Landeskrankenhauses Salzburg, bedauert in seinem Buch „Was die Seele glücklich macht. Das Einmaleins der Psychosomatik", dass das Phänomen der Psychosomatik sich trotz gutem Forschungsstand und einer hohen alltäglichen Bedeutung für uns alle noch nicht in einem notwendigen Maß in unserem Selbstverständnis und Gesundheitssystem etabliert hat. Psychischen Faktoren haftet immer noch ein Nimbus von Unberechenbarkeit und Scham an, Assoziationen von Psychiatrie und Unmündigkeit infolge psychiatrischer Erkrankungen verursachen einen Widerstand, sich mit dieser Thematik zu befassen.

Die Forschung im Bereich der Psychosomatik entdeckt immer mehr Zusammenhänge und Wechselwirkungen. Beispielsweise wurde herausgefunden, dass es sich bei circa fünf Prozent aller PatientInnen, die mit Symptomen eines Herzinfarktes in ein Krankenhaus eingeliefert werden, um Tako Tsubo, besser bekannt als Broken-Heart-Syndrom, handelt. Nach extremen emotionalen Belastungen können Krämpfe in den Herzkranzgefäßen ausgelöst werden, die die Durchblutung des Herzmuskels massiv beeinträchtigen. Die Zusammenhänge zwischen Seele und Herzgesundheit beziehungsweise Knochengesundheit sollen in Zukunft in einem neuen Institut in Wien (Institut für Psychosomatik an der Medizinischen Fakultät der Sigmund Freud Privatuniversität Wien) erforscht werden.[94]

Die Psychoneuroimmunologie stellt einen Teilbereich der modernen Psychosomatik dar und erforscht die Zusammenhänge zwischen Psyche, Gehirn und Immunsystem. Dieses wurde lange Zeit als eigenständiges System betrachtet, diese Sicht verändert sich zunehmend. So fand man heraus, dass die Regulation von psychischen, neurologischen, hormonellen und immunologischen Vorgängen eng an die Mechanismen der Stressverarbeitung gekoppelt ist. Die Psychoneuroendokrinologie untersucht Zusammenhänge zwischen psychischen sowie nervlichen Faktoren und dem Drüsensystem, also den Hormonen. Auch dabei stellt sich heraus, dass die Verschränkungen zwischen Psyche und Körper weitreichender sind als bisher angenommen.

Weiterführende Info:

Die moderne Forschung berichtet von weiteren faszinierenden Erkenntnissen das Zusammenspiel von Körper, Geist und Emotionen betreffend. Der Neurobiologe Joachim Bauer hält fest: „Geistige Tätigkeit, aber auch Gefühle und Erlebnisse in zwischenmenschlichen Beziehungen haben im Gehirn biologische Veränderungen zur Folge, über die wir bis ins Details hinein inzwischen einiges wissen. Hätten wir die Möglichkeit, einmal im Jahr eine Reise in unser Gehirn zu machen und uns dort mit einem Elektronenmikroskop umzusehen, würden wir jedes Mal erheblich veränderte ‚Landschaften´ entdecken. Der Grund dafür ist, dass Ereignisse, Erlebnisse und Lebensstile die Aktivität von Genen steuern und im Gehirn Strukturen verändern."[95] Seelische Erlebnisse

94 Vgl. Artikel von Uwe Mauch im KURIER vom 8.12.2016 „Wenn sich seelisches Leid auf den Körper schlägt", S. 24
95 Joachim Bauer, Das Gedächtnis des Körpers, S. 7

werden vom Gehirn in bioelektrische Impulse und in die Freisetzung von Nerven-Botenstoffen umgewandelt. Das Gehirn macht also aus jedem psychischen Vorgang einen biologischen Vorgang. Vom Gehirn ausgesendete Signale haben sowohl eine gegenseitige Stimulation der Nervenzellen im Gehirn als auch eine Stimulation zahlreicher Organe zur Folge.[96]

In der Psychosomatik setzt sich der ganzheitliche Ansatz allmählich anstelle eines früheren psychogenetischen Ansatzes durch. Mittlerweile geht die Medizin davon aus, dass bei einem Krankheitsgeschehen genetische, biologische, psychische und soziale Aspekte eine wesentliche Rolle spielen.[97] Das Symptom weist in diesem Verständnis auf eine Störung hin, die so lange anhält, bis eine ausreichende Gesamtbehandlung nach dem bio-psycho-sozialen Modell erfolgt ist.

Die Bandbreite von psychosomatischen Zusammenhängen reicht von der vertrauten Reaktion des angehaltenen Atems bei einer Schrecksituation bis hin zu Funktionsstörungen oder Organerkrankungen, wenn seelische Überbelastungen nicht kompensiert werden. Gerade die hier Beachtung findenden Schmerzzonen Kopf, Nacken, Schultern bieten Raum für Überlegungen, worin unsere Belastungen liegen könnten.

Was lastet auf unseren Schultern? Worüber zerbrechen wir uns den Kopf? Welche Angst sitzt uns im Nacken?

PARADIGMENWECHSEL

Wir erleben in der Medizin eine Neuorientierung, die zum gegenwärtigen Zeitpunkt in der Forschung und einigen wenigen Bereichen erkennbar ist. Aktuelle Paradigmenwechsel erfolgen in Richtung Ganzheitlichkeit, indem beispielsweise auch lebensweltliche Zusammenhänge als relevant erachtet werden. Zudem geht – vor allem durch die aktuellen Erkenntnisse der Neurologie – ein Wandel eines vorwiegend mechanistischen Weltbildes zu einer regulatorischen Sichtweise vor sich.

96 Vgl. Joachim Bauer, Das Gedächtnis des Körpers
97 Vgl. Manfred Stelzig, Was die Seele glücklich macht

SALUTOGENESE

Die Salutogenese etwa stellt einen solchen Paradigmenwechsel dar. Gesundheit und Krankheit stehen sich darin nicht mehr als Gegensätze gegenüber. Kein Mensch ist ganz gesund oder ganz krank, es handelt sich vielmehr um ein Kontinuum.
Salutogenese (von lat. salus, Gesundheit, und griech. genesis, Entstehung) beschäftigt sich mit der Frage, wie Gesundheit entsteht. Während die westliche Medizin in erster Linie einen pathogenetischen Ansatz verfolgt, das heißt, nach der Ursache von Krankheiten fragt und diese überwiegend in der körperlichen Dimension zu beseitigen sucht, beschäftigt sich die Salutogenese mit dem Menschen in all seinen Daseins-Dimensionen. Die materielle, die vegetative, die sozial-emotionale, die kulturelle und die global-geistige Dimension haben alle Bedeutung und Wirkungen. Die Salutogenese fragt danach, wie Menschen sich gesund entwickeln können. Salutogenetische Ausrichtung zielt auf attraktive Gesundheitsziele sowie auf die Ressourcen ab, die benötigt werden, um diese Ziele zu erreichen.[98]

Die deutsche Journalistin Sabine Goette[99] recherchierte zum Thema Selbstheilung. Die Mind-Body-Medizin wurde in den 1970er Jahren in den USA aus der Stressforschung heraus entwickelt und geht davon aus, dass Geist, Körper, Seele und Verhalten des Menschen untrennbar miteinander verknüpft sind und deshalb bei der Behandlung gleichermaßen Berücksichtigung finden müssen. Unter dem Ansatz der Salutogenese werden neben medizinischer Diagnose und Behandlung die eigenen Ressourcen erhoben und gestärkt. Stressreduktion, Bewegung, Ernährung, Entspannung und eine Auseinandersetzung mit der eigenen Sinnsuche stehen auf dem Programm und werden gleichermaßen ernst genommen. Ähnliche Zugänge finden sich auch in der Traditionellen Chinesischen Medizin und anderen medizinischen Systemen.
Wir widmen uns nun einem weiteren neueren Forschungsgebiet, das diesen Richtungswechsel beinhaltet, der Resilienz. Ich führe dieses Thema an, weil ich davon überzeugt bin, dass es viel Unterstützung für uns bereithält. Die weiter unten angeführten Säulen der Resilienz können erlernt und erworben werden.

98 Vgl. Theodor Dierk Petzold, Gesundheit ist ansteckend, Praxisbuch Salutogenese
99 Sabine Goette, Selbstheilung, Warum Gesundheit im Kopf beginnt und was die Wissenschaft darüber weiß

RESILIENZ

Resilienz kann man als psychische Widerstandskraft oder Belastbarkeit definieren. In der Forschung fiel auf, dass Menschen auf gleichartige, massive Belastungen völlig unterschiedlich reagieren. Dies veranlasste die Wissenschaft, nach Kriterien der Belastbarkeit zu suchen. Die Resilienzforschung zeigt uns anhand einiger Faktoren den Zusammenhang zwischen unserem Umgang mit Gefühlen und unserer psychischen Widerstandskraft. Resilienz bezeichnet also „die Fähigkeit von Menschen, Krisen im Lebenszyklus unter Rückgriff auf persönliche und sozial vermittelte Ressourcen zu meistern und als Anlass für persönliche Entwicklung zu nutzen."[100]

Als die „sieben Säulen der Resilienz", also die wichtigsten Kriterien, um Krisen gut bewältigen zu können und aus ihnen sogar langfristig gestärkt hervorzugehen, wurden Optimismus, Akzeptanz, Verantwortung, Lösungsorientierung, Selbststeuerung, Beziehungen sowie Glaube und Spiritualität (beziehungsweise Zukunftsgestaltung) gefunden.

EMBODIMENT

Zu den neueren Wissenschaften gehört auch das sogenannte „Embodiment", auf Deutsch etwa „Verkörperung". Darunter „verstehen wir, dass der Geist (also: Verstand, Denken, das kognitive System, die Psyche) mitsamt seinem Organ, dem Gehirn, immer in Bezug zum gesamten Körper steht. Geist/Gehirn und Körper wiederum sind in die restliche Umwelt eingebettet", so Wolfgang Tschacher, Schweizer Psychologe, Psychotherapeut und Forscher.[101]
Embodiment wird zunehmend in der Psychologie (besonders der Sozialpsychologie und Klinischen Psychologie) verwendet, um die Wechselwirkung zwischen Körper und Psyche zu betonen. Es ist nicht nur so, dass sich psychische Zustände im Körper ausdrücken, es zeigen sich auch Wirkungen in umgekehrter Richtung: Körperzustände beeinflussen psychische Zustände. Beispielsweise haben Körperhaltungen, die aus irgendeinem Grund eingenommen werden, Auswirkungen auf Kognition (zum Beispiel Urteile oder Einstellungen) und Emotionalität.[102]

100 Monika Gruhl, Resilienz, S. 15
101 Wolfgang Tschacher in: Storch et al., Embodiment, S. 15
102 Quelle: Wikipedia

Alle wesentlichen kognitiven Fähigkeiten wie auch das Gedächtnis sind embodied, wie die neuere Forschung ergibt. Das Embodiment bietet wirksame Möglichkeiten des Selbstmanagements.

Weiterführende Info:
Unter „Body-Feedback" versteht man in der Psychologie Rückmeldeprozesse, die das psychische System aus dem Körper bekommt. Diese Wirkungsweisen wurden bislang wenig erforscht, finden aber zunehmend wissenschaftliche Aufmerksamkeit. Maja Storch weist in „Embodiment" darauf hin, dass Body-Feedback eine massive Wirkung entfalten kann. Beispielsweise erfolgen aufgrund der Körperhaltung oder dem Zustand der Gesichtsmuskulatur mannigfaltige Rückmeldungen. Das sogenannte „Facial Feedback" bezeichnet Veränderungen im Gehirn durch Rückmeldungen über die Gesichtsmuskulatur. Diese Veränderungen beziehen sich auf die Emotionalität, die zu der aktuellen Mimik passt. Mit anderen Worten: wenn ich eine bestimmte Grimasse (z.B. Lächeln) schneide, stellt sich nach einem kurzen Zeitraum die dazugehörige Emotion ein.[103]

Maja Storch berichtet unter anderem von Experimenten, die klar aufzeigten, wie eine gekrümmte Haltung Motivation und Leistungsfähigkeit absinken lässt. Eine aufrechte Haltung hingegen erweist sich als sehr günstig in Bezug auf Durchhaltevermögen und Selbstvertrauen.[104]

BEWEGUNG AUS GANZHEITLICHER SICHT

Mabel E. Todd haben wir bereits kennengelernt. Im Vorwort zur 3. Auflage von „Der Körper denkt mit" fasst André Bernard, Professor an der New York University, ihre Erkenntnisse zusammen. Er hält fest, dass menschliche Bewegung als ein „neuro-muskulo-skelettäres Ereignis" bezeichnet werden kann, da für jede Bewegung drei Körpersysteme zusammenarbeiten, die ihre spezifischen Rollen übernehmen. Das Nervensystem ist der Kurier, der die Botschaften beziehungsweise Impulse zu den Muskeln übermittelt, die dann anspannen oder entspannen. Das Muskelsystem führt die Impulse aus, das

103 Vgl. Maja Storch in: Storch et al., Embodiment
104 Vgl. Maja Storch in: Storch et al., Embodiment, S. 44ff.

Skelettsystem stützt und wird von den Muskeln bewegt. Unsere Vorstellung spielt dabei eine wichtige Rolle, da das Nervensystem nicht nur als einfacher Kurier fungiert, es organisiert auch die Bewegungsmuster, und zwar „subkortikal", also unter der Schwelle unseres Bewusstseins.

Unser Körper drückt durch die Art, wie er sich bewegt, weit mehr aus, als uns bewusst ist, nämlich sein gefühlsmäßiges Denken. Wir reagieren auch stärker auf die Information, die wir aus der Art beziehen, wie Menschen stehen, sitzen, gehen, als wir annehmen. Gedanken und damit verbundene Gefühle haben Auswirkungen auf unsere Körperspannung. Unser Verstand, unsere Emotionen, die persönliche Erfahrung und unsere Annahmen bezüglich der Welt und des Lebens beeinflussen die Art, wie wir uns über unseren Körper ausdrücken. So nimmt unsere Persönlichkeit im Laufe der Zeit einen körperlichen Ausdruck an. Der Körper spricht seine eigene Sprache durch die Art, wie wir stehen und sitzen, wie wir uns beim Gehen und Laufen bewegen, wie wir spielen und welche Haltung wir einnehmen, wenn wir arbeiten. Unser Körper ist von unseren Lebenserfahrungen geprägt. Diese beinhalten Gedanken, Erlebnisse und Gefühle, welche wir zum Teil unbewusst im Körper zurückhalten, indem wir die Muskeln anspannen.

Mabel E. Todd hat in ihrer Arbeit untermauert, was fernöstliche Traditionen zwar anders bezeichnen, jedoch im Kern bereits vor Jahrtausenden herausgefunden haben: Das Individuum ist eine Einheit, bei welcher der Intellekt, die Motorik und das soziale Verhalten untrennbar verbunden sind und zusammenwirken. Sie beschreibt, dass jeder Gedanke und jedes Gefühl unmittelbar eine Muskelreaktion bewirken, so klein diese auch sein mag. Das neuromuskuläre System macht mit seiner Fähigkeit zur Erinnerung und zum Lernen den Körper zu einem empfindsamen Instrument, bei welchem das Unbewusstsein eine nicht zu unterschätzende Rolle spielt. Wir können zwar einzelne Bewegungen bewusst beeinflussen, doch ist es uns nicht möglich, das neuromuskuläre System direkt zu kontrollieren.

PRAXISBEISPIEL MULTIMODALE THERAPIE BEI CHRONISCHEM RÜCKENSCHMERZ

Ein konkretes Beispiel für ein erweitertes Verständnis von körperlichen Beschwerden seitens der Medizin stellt das aktuelle Angebot der Multimodalen Therapie dar, welche zurzeit in Wien und Klagenfurt angeboten wird. Die Multimodale Therapie entstand in den 1990er Jahren in den USA.[105]

Als Antwort auf neuere Erkenntnisse wird hier Schmerz mehrdimensional betrachtet und zwar in einem Team von ÄrztInnen, PsychologInnen, PhysiotherapeutInnen, ErgotherapeutInnen und SportwissenschaftlerInnen. Am Beginn der Therapie erfolgt ein ausführliches Arztgespräch, um die individuell passende Form der Therapie und des Schmerzmanagements auszuwählen. In der Folge stehen Entspannungstraining, Kraft- und Ausdauertraining und das Erlernen von Schmerzbewältigungsstrategien auf dem Programm. Auch psychosozialen Faktoren wird Aufmerksamkeit geschenkt. Ziel der Multimodalen Therapie ist es, die PatientInnen zu informieren, in ihrer Körperwahrnehmung zu schulen und sich der psychischen Komponenten ihrer Schmerzen bewusst zu werden. Somit wird die Eigenverantwortung gestärkt.[106]

Wir haben das Konzept der Ganzheitlichkeit in Zusammenhang mit Medizin und Gesundheit erforscht. Was ergibt sich daraus für unser Thema? Welche Faktoren sind es, die zu Nacken- und Schulterproblemen beitragen?

105 Quelle: http://www.aerztezeitung.at/archiv/oeaez-2017/oeaez-12-30062017/multimodale-schmerztherapie-univ-prof-klaus-machold-univ-prof-rudolf-likar.html
106 Gabriele Kuhn, „Den Menschen sehen, nicht den Befund“ Ganzheitlich. In der multimodalen Therapie lernen Menschen mit chronischem Rückschmerz, besser zu leben, im KURIER vom 24.4.2018

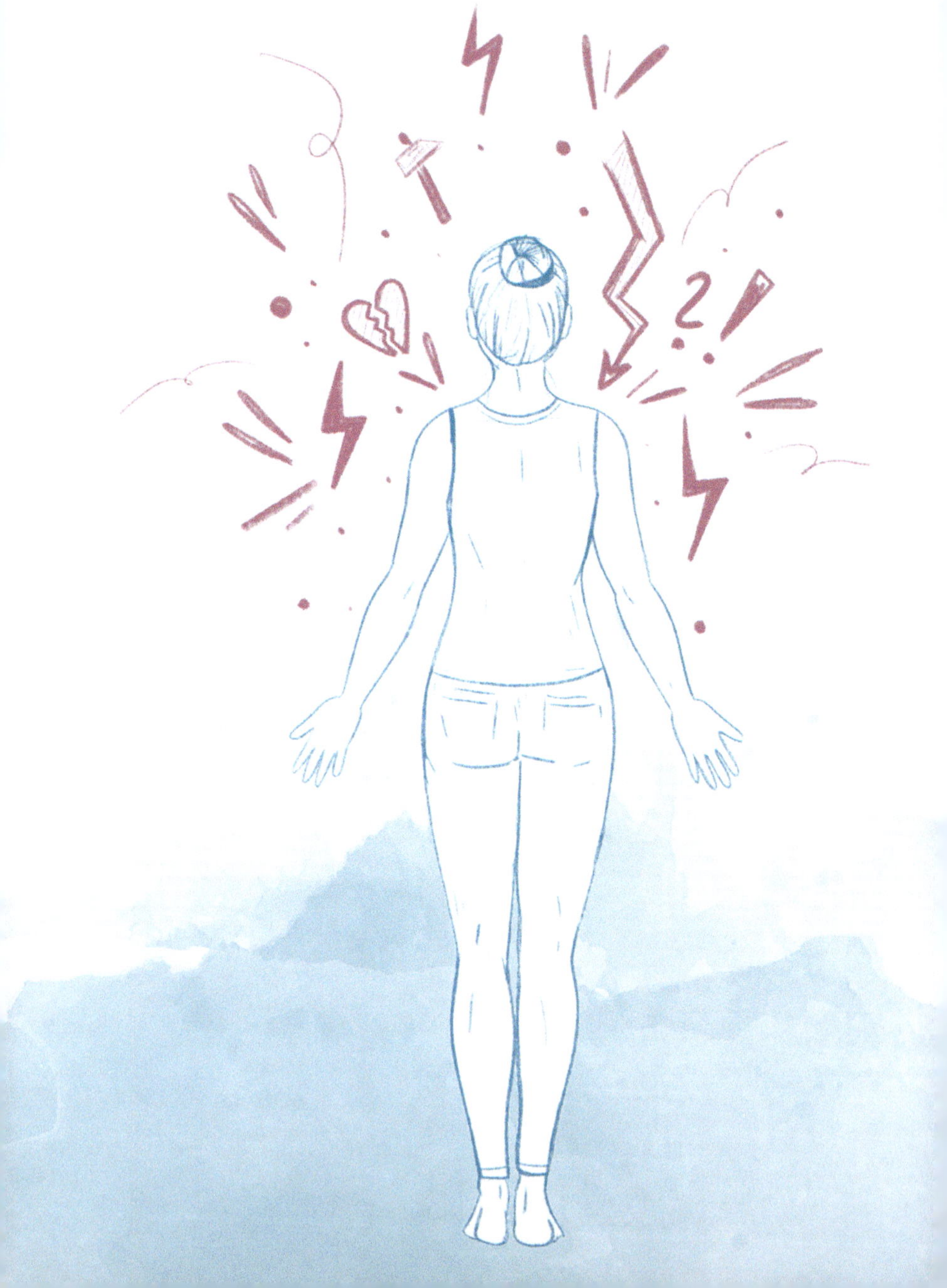

Teil 3

WELCHE FAKTOREN BEEINFLUSSEN MEINEN NACKEN?

Unser Körper unterliegt zahlreichen Einflüssen, da er ein offenes System darstellt. Ich werde im Folgenden diejenigen Faktoren, die meinem Verständnis nach mit unseren Nacken- oder Schulterproblemen in Zusammenhang stehen, benennen und erklären. Zuerst widmen wir uns äußeren Einflussfaktoren, im Weiteren werden wir uns inneren Einflussfaktoren zuwenden. Daraus können wir eigene Einflussmöglichkeiten ableiten, um unser Wohlbefinden zu verbessern.

ÄUẞERE FAKTOREN

Unser Nacken und unsere Schulterregion sind vielfältigen äußeren Einflüssen ausgesetzt, manche davon sind von uns gestaltbar. Wir können zum Beispiel unsere Schlafposition und unseren Schlafplatz wählen und gestalten. Die Kopfposition während des Nachtschlafes kann sich wesentlich auf unser Empfinden in der Nacken-/Schulterregion auswirken. Es lohnt daher, diesen Aspekten Aufmerksamkeit entgegenzubringen.

Andere Einflüsse beziehen sich zum Beispiel auf thermische Bedingungen. Wir reagieren möglicherweise empfindlich auf Kälte, Wind, Zugluft oder auf Klimaanlagen. Hier ergeben sich zahlreiche Möglichkeiten, für Schutz zu sorgen.

COMPUTERARBEIT

Über die Relevanz unserer Körperhaltung haben wir bereits gesprochen. Oft erfolgen durch die Art unserer Tätigkeit weitere Belastungen am Arbeitsplatz. Vielleicht müssen wir schwere Lasten heben oder tragen oder wiederholende Bewegungen ausführen. Dies kann die Entstehung und Chronifizierung von Schmerzen fördern.

Viele meiner KlientInnen klagen über die Auswirkungen ihrer Bildschirmarbeit. Die einseitige Haltung über viele Stunden des Tages führt zu hartnäckigen Verspannungen im Nacken- und Schulterbereich. Auch häufiges Telefonieren beansprucht die Muskulatur einseitig. Wir müssen davon ausgehen, dass viele Menschen, die ihre Arbeitszeit vorwiegend am Computer verbringen, dies auf ungeeigneten Sitzmöbeln tun. In vielen Büroräumen findet sich veraltetes Mobiliar, vor allem unpassende Sitzmöbel tun schlechten Dienst. Bei der Einrichtung eines Computerarbeitsplatzes ist auf die individuellen Erfordernisse zu achten, dies geschieht leider nur vereinzelt. Für viele Menschen ist das lange Sitzen ausgesprochen schädlich, da sie bereits mit Rücken- oder Nackenproblemen kämpfen. Stehhocker oder andere geeignete Möbel bilden jedoch eher die Ausnahme als die Regel. Wir haben es bei der Computerarbeit mit einem Thema zu tun, das in Zukunft noch mehr Relevanz erlangen wird, da die Arbeitswelt sich immer mehr in Richtung Technologie entwickelt. Vielen Menschen ist auch bewusst, dass sich das lange Sitzen sehr nachteilig auf ihren körperlichen Zustand auswirkt. Sie sehen aber kaum Möglichkeiten, Abhilfe zu schaffen. Hier sind häufige Pausen und bewusste Positionswechsel unabdingbar. Schon ein kurzes Aufstehen und sich Strecken bewirkt eine Autoregulation des Bewegungsapparates. Dies muss jedoch regelmäßig erfolgen, um Langzeitschäden zu vermeiden. Besonders bei Personen mit vorwiegender Tätigkeit am Computer ist Ausgleichssport und regelmäßige Bewegung eine Voraussetzung für anhaltende Gesundheit.[107]

Der Gesetzgeber verpflichtet ArbeitgeberInnen, dem Personal regelmäßige Schulungen anzubieten, welche Belastungen am Arbeitsplatz reduzieren sollen. Auch hier lohnt es sich, Zeit und Aufmerksamkeit zu investieren, um Erleichterungspotential zu entdecken. Zum anderen ist bei belastenden Arbeitssituationen auf einen entsprechenden Ausgleich im Freizeitverhalten

107 Siehe zu diesem Thema das Buch „Sitzen ist das neue Rauchen" von Kelly Starrett und anderen

zu achten. Hier erweisen sich Bewegungsmethoden, die einen direkten Ausgleich herstellen (etwa, indem der Fokus auf Dehnungen gelegt wird), als günstig. So können körperliche Beschwerden bis zu einem gewissen Maß reduziert werden.

GEWALTEINWIRKUNG

Gewalteinwirkungen unterschiedlichen Ursprungs können unseren Körper maßgeblich beeinflussen. Zum einen gehören Unfälle zu unserem Erfahrungsrepertoire, es gibt aber auch Vorkommnisse von direkter Gewalteinwirkung durch andere Personen.

Verletzungen durch Unfälle

Bei anhaltenden Nackenschmerzen stellt die Frage nach Unfällen, die auch schon länger zurückliegen können, einen wesentlichen Aspekt der Befunderhebung dar. Die möglichen Langzeitfolgen von vorerst harmlos scheinenden kleineren Unfällen wie Fahrradstürzen oder Badeunfällen finden zunehmende Beachtung. Durch den Aufprall eines Sturzes wird die Wucht bis in den Nacken übertragen. Die Gelenke der beiden obersten Wirbel sind nicht durch Bandscheiben geschützt, zudem kann ein Sturz eine heftige Bewegung des Kopfes auslösen. Diese kann dazu führen, dass sich die Genickgelenke weiter bewegen, als es ihrem natürlichen Umfang entspricht. Dadurch kann es zu kleinen oder großen Rissen in den stabilisierenden Flügelbändern am zweiten Halswirbel kommen. Auch Schäden der übrigen Bänder oder der Gelenkknorpel können die Folge sein.[108]

Die bekannteste Unfallfolge in Bezug auf unseren Nacken stellt das sogenannte Peitschenschlagsyndrom dar, welches bereits im Kapitel „Häufige Störungen“ angesprochen wurde. Neben Verkehrsunfällen sind zunehmend auch Sportunfälle Auslöser für anhaltende Beschwerden. Da Risikosportarten immer populärer werden, ist hier die Zahl der Verletzungen im Steigen begriffen. Andere Sportverletzungen hängen damit zusammen, dass übertriebener Ehrgeiz zum Einsatz kommt.[109]

108 Vgl. Kuklinski/Schemionek, Schwachstelle Genick

109 Beispielsweise ist Yoga in den letzten Jahren in Verruf geraten, der Gesundheit eher abträglich als förderlich zu sein. Viele Fälle von Verletzungen wurden als Beweis genannt. Meines Erachtens resultieren diese Verletzungen jedoch nicht aus dem Yoga an sich, sondern vielmehr aus einer Dynamik, die in Gruppenkursen häufig entsteht. Der Wunsch, die Übungen so gekonnt auszuführen wie die Leiterin oder andere GruppenteilnehmerInnen, ist oft größer als das momentane körperliche Vermögen. Wenn dem nicht Rechnung getragen wird, sind Verletzungen wie Zerrungen oder sogar Muskelrisse die mögliche Folge. Gerade bei EinsteigerInnen trägt der oder die LeiterIn von Kursen eine große Verantwortung, mit dieser Dynamik bewusst umzugehen.

Aggressionen

Körperliche Gewalt existiert in einem breit gefächerten Spektrum, von Rangeleien unter Kindern bis hin zu familiärer Gewalt oder Gewalt im Rahmen von Eigentumsdelikten. Da Gewalt in hohem Maße tabuisiert ist, wird sie als Auslöser von Verletzungen oft verschwiegen. Zum Beispiel gibt es bei Gewalt in Partnerschaften eine häufige Tendenz, diese zu verschleiern oder zu verleugnen. Das Personal in Ambulanzen oder anderen medizinischen Einrichtungen wird zunehmend speziell geschult, um Gewalt als Auslöser von Verletzungen zu bedenken und anzusprechen.

Eine aktuelle Tendenz stellt der sogenannte „Nackenklatscher" dar. Vor allem unter jungen Burschen ist es ein „Sport" geworden, einander möglichst unerwartet in den Nacken zu schlagen. Dies kann, je nach Statur und Kraft des Schlägers beziehungsweise je nachdem, ob mit der flachen Hand oder der Handkante geschlagen wird, massive Auswirkungen haben. Um dem Vorfall noch mehr Aufmerksamkeit zu verleihen, wird der jeweilige „Klatscher" häufig mitgefilmt und dann auf verschiedenen medialen Kanälen verbreitet. An Schulen ist dieses Phänomen mittlerweile häufig anzutreffen, einzelne Kinder sehen kaum eine Chance, diesem „Spiel" zu entkommen.

Diese Beispiele wurden stellvertretend für viele mögliche Vorkommnisse genannt, um besonders bei Schmerzen und Beschwerden von nahestehenden Personen auch die Möglichkeit von Gewaltfolgen in Betracht zu ziehen.

Im Folgenden widmen wir uns der Rolle, die unsere Kultur in Bezug auf unsere Beschwerden spielt. Danach werden wir die Gedanken und Gefühle erforschen, die unsere Beschwerden begünstigen.

SOZIOKULTURELLE FAKTOREN

Meines Erachtens trägt unsere Kultur in ihrer gegenwärtigen Ausprägung das Ihre zur hohen Verbreitung von Nacken- und Schulterproblemen bei. Viele Menschen fühlen sich von beruflichen und privaten Ansprüchen und medialen Reizen überfordert und verwirrt. Uns fehlt als Gegengewicht eine Kultur der Besinnung und Ruhe.

Tarthang Tulku, ein tibetischer Lama,[110] beschreibt unser Leben so: „In der heutigen Zeit ist Verwirrung und Chaos so sehr zu einem festen Bestandteil unseres täglichen Lebens geworden, dass wir meistens viel zu verkrampft und belastet sind, um unser Leben wirklich genießen zu können.“ [111]

Und tatsächlich stellt unsere westliche Kultur unsere biologischen Systeme vor große Herausforderungen. Betrachten wir diese näher.

Die gestresste Gesellschaft

Wir haben bereits genauer untersucht, welche Auswirkungen Stress auf unseren Organismus und unser Wohlgefühl hat. Nun betrachten wir die Konsequenzen einer Gesellschaft, deren Mitglieder immer mehr unter Stresssymptomen leiden.

Es gibt einen deutlichen Anstieg von Krankenständen wegen Burn-out, immer mehr Menschen berichten von Überforderungsgefühlen im Beruf. Es stellt sich zunehmend heraus, dass Multitasking eine Illusion ist: Wenn man versucht, mehrere Aufgaben gleichzeitig zu erfüllen, steigt nicht nur die Fehleranfälligkeit, sondern auch das Gefühl der Überforderung. Ich erlebe in meiner Massagepraxis häufig, dass sich Menschen den Anforderungen ihres Lebens kaum oder nicht mehr gewachsen fühlen. Drohende Berufsunfähigkeit wegen eines Burn-outs löst wiederum Existenzängste aus, daher haben betroffene Personen oft den Eindruck, sie hätten keinen Handlungsspielraum und keine Wahl.

Laut einer Erhebung zu Arbeitsorganisation und Arbeitszeitgestaltung 2015 durch die Statistik Austria fühlen sich ca. 40 Prozent der Erwerbstätigen aktuell am Arbeitsplatz immer oder häufig unter Zeitdruck.[112] Im „Stressreport 2012“ der deutschen Bundesanstalt für Arbeitsschutz und Arbeitsmedizin wird sogar von 52 Prozent der ArbeitnehmerInnen berichtet, die starken Termin- und Leistungsdruck empfinden. Die Weltgesundheitsorganisation (WHO) hat insbesondere den beruflichen Stress zu einer der größten Gefahren des 21. Jahrhunderts erklärt.[113]

110 Lama bezeichnet einen spirituellen Lehrer im Tibetischen Buddhismus
111 Tarthang Tulku, Kum Nye, Selbstheilung durch Entspannung, S. 7
112 Quelle: www.statistik.at
113 Christina Berndt, Resilienz, Das Geheimnis der psychischen Widerstandskraft

Wir müssen davon ausgehen, dass viele unserer ZeitgenossInnen sich vorwiegend in einem Zustand befinden, in welchem der Sympathikus, also der aktivierende Teil des vegetativen Nervensystems, erhöht ist. Das heißt, dass sich ihre Muskeln in einem erhöhten Spannungszustand befinden, die Atmung relativ flach und der Herzschlag erhöht ist. Wie wirkt sich das auf ihre Umgebung aus?

Die Entdeckung der sogenannten „Spiegel-Neuronen" durch den italienischen Neurophysiologen Giacomo Rizzolatti und andere liefert eine Erklärung dafür, warum Stress „ansteckend" ist. Bei diesen „Spiegel-Nervenzellen" handelt es sich um Nervenzell-Netzwerke im Gehirn, die darauf spezialisiert sind, bei anderen Menschen wahrgenommene Signale so abzuspeichern, dass sie selbst nacherlebt und reproduziert werden können.[114] Diese neuronale Einrichtung stellt sicher, dass wir uns sozial verhalten, Einfühlungsvermögen besitzen, Mitgefühl verspüren. Wir können uns in andere Personen einfühlen und spüren deren Erfahrungen am eigenen Leib, so auch beim Betrachten von Filmen oder Nachrichtensendungen.

Wir treffen nun am Arbeitsplatz, in öffentlichen Verkehrsmitteln und anderen Orten, an denen wir uns regelmäßig aufhalten, auf Menschen, die unter Anspannung leiden beziehungsweise deren Körperhaltung ausdrückt, dass sie sich gehetzt fühlen. Unser Nervensystem nimmt diese Eindrücke unbewusst auf. Durch die Tätigkeit der Spiegelneuronen übernehmen wir Körperhaltungen, Atemmuster und andere Stresssymptome uns bekannter und unbekannter Menschen.

Mangel an Berührung

Cyriak Schwaighofer, österreichischer Lehrer, Politiker und Geschäftsführer der „Goldegger Dialoge", schreibt anlässlich der 37. Goldegger Dialoge[115] , die 2018 „Die Magie des Berührens" zum Thema haben: „Berührung ist ein Überlebensmittel, Berührungen haben für Lebewesen einen Stellenwert wie die Luft zum Atmen. Kein Säugetier kann ohne Nähe und Berührung aufwach-

114 Vgl. Joachim Bauer, Das Gedächtnis des Körpers
115 Die Goldegger Dialoge wurden 1982 vom Kulturverein Schloss Goldegg, der Ärztekammer für Salzburg, dem ORF und der Gemeinde Goldegg gegründet. Unter dem Motto von „Gesundheit ist lernbar" stehen dabei die Einheit von Körper, Geist und Seele und deren Wechselwirkungen für unsere Gesundheit im Mittelpunkt. Quelle: www.schlossgoldegg.at

sen, auch nicht der Mensch. Berührung ist die erste Sprache, die erste Form der Kommunikation. Der Tastsinn ist der erste, auf den ein Fötus im Mutterleib anspricht – und er bleibt bis ins hohe Alter hinein erhalten, selbst wenn Sehen und Hören schon schwierig geworden sind."[116]

Unsere Kultur vermittelt uns, den Umgang untereinander sehr kontrolliert zu gestalten. Wir lernen von klein auf, was angebracht ist und was nicht. Diese permanente Selbstkontrolle steht uns gelegentlich im Weg, nämlich dann, wenn wir uns eigentlich Nähe wünschen, und zwar sowohl emotional als auch körperlich.

Körperlichkeit und Berührung sind oft unbewusst mit Sexualität verknüpft, wir scheuen uns daher vor möglichen Missverständnissen. Dabei sehnen sich unsere Haut, unser Nervensystem und unser Hormonhaushalt nach häufiger Berührung. „Fremde Menschen anzufassen hat immer etwas Grenzüberschreitendes. Was dabei angemessen ist, ist von Kultur zu Kultur verschieden. Unsere Kultur leidet eher an einem Mangel an Berührung, Sexualmediziner sprechen sogar von chronischer Berührungsarmut", so Cyriak Schwaighofer.[117]

In unserer Gesellschaft ist seit langem eine Tendenz zur Vereinzelung zu beobachten. Die Zahl der Einpersonenhaushalte ist konstant im Steigen begriffen. Zunehmende Individualisierung erschwert das Eingehen und Verbleiben in Partnerschaften. Damit wird auch regelmäßiger Zugang zu Berührung und Körperkontakt erschwert. Folgendes bekannte Zitat stammt von Virginia Satir, der Begründerin der Familientherapie: „Wir benötigen pro Tag 4 Umarmungen zum Überleben. Wir benötigen pro Tag 8 Umarmungen zum Leben. Wir benötigen pro Tag 12 Umarmungen zum Wachstum." Regelmäßige liebevolle Berührung bringt unsere Verspannungen zum Schmelzen. Die Botschaft, dass wir nicht allein sind, kommt auf vielen Ebenen tief in uns an.

Mangel an Bewegung

Leben ist Bewegung, Bewegung ist Leben – diese Gleichung ist vielzitiert und bekannt. Eigentlich gehört körperliche Bewegung zu den Grundbedürf-

116 Quelle: www.schlossgoldegg.at
117 ebenda

nissen des Menschen. Sie wird jedoch häufig vernachlässigt, weil sich das Fehlen von ausreichender Bewegung nicht so schnell bemerkbar macht wie das Fehlen von Nahrung oder Schlaf.[118] Natürlich gibt es ein Ungleichgewicht aus Ruhe und Bewegung in beide Richtungen. Sport wird gelegentlich zu einer Droge. Bei exzessiver Sportausübung werden körperliche Grenzen missachtet, was zu vielfältigen Verletzungen führen kann. Unsere gegenwärtige Lebensführung führt jedoch häufiger zum Gegenteil, zu Mangel an Bewegung. Vor allem der Alltag enthält kaum regelmäßige Bewegung, da uns vielfältige technische Unterstützung bei unserer Fortbewegung und unseren alltäglichen Verrichtungen zu einem Gutteil die Bewegung abnimmt. Wir wollen Zeit sparen, daher stellen zu Fuß gehen, Treppen steigen etc. eher die Ausnahme als die Regel dar. Aber was sind die Konsequenzen?

Unsere sämtlichen Systeme sind auf Impulse durch Bewegung angewiesen. Unsere Körpersysteme basieren weitgehend auf Flüssigkeiten: Die Verdauung, die Faszien, das Blutsystem sind auf Fließen aufgebaut, dieses stagniert bei einem ständigen Mangel an Bewegung. Aber auch unser psychisches Gleichgewicht braucht Bewegung, Veränderung, neue Impulse. Der menschliche Körper weist unter allen Lebewesen die größte Bewegungsvielfalt auf – dies verlangt auch nach Nutzung.

Divo G. Müller schreibt dazu: „Wir bestehen zu rund 70 Prozent aus Wasser, das sich in einem gesunden und durchlässigen Körper ständig und rege im Austausch befindet. In einer weitläufigen kontinuierlichen Fließbewegung verbinden sich verschiedene Flüssigkeitssysteme: Blut und Lymphe, Gehirn und Rückenmarksflüssigkeit, Zellwasser und Gewebeflüssigkeiten. Der lebendige Körper ist ein ständiges Strömen und In-Bewegung-Sein."[119]

Ein Mangel an Bewegung verlangsamt den Stoffwechsel, reduziert die Versorgung der Organe mit Sauerstoff und Nährstoffen und führt zu einer erhöhten Konzentration von Abbauprodukten. Bei körperlicher Aktivität wird die Bildung von Serotonin und einiger anderer Hormone angeregt, welche die Stimmung positiv beeinflussen. Der Abbau von Stresshormonen wird gefördert. Daher gilt die Empfehlung für Bewegung unter anderem als Antidepressivum.

118 Vgl. Dehner-Rau/Reddemann, Gefühle besser verstehen, S. 68
119 Divo G. Müller, Bodybliss, das Glück im Körper finden, S. 50

Nackenverspannungen – eine weibliche Perspektive[120]

Es gibt in Bezug auf Nackenverspannungen einige Aspekte, die mir in Zusammenhang mit den Erfahrungen, die Frauen häufig machen, aufgefallen sind. Auch die bereits erwähnte österreichische Studie um Professor Dorner kommt zu dem Schluss, dass Frauen erstens häufiger unter starken Schmerzen leiden als Männer, 41,5 Prozent der Frauen im Vergleich zu 35,4 Prozent der Männer hatten innerhalb eines Jahres starke Schmerzen. Beim Nacken ist der Unterschied noch signifikanter: 9 Prozent der Frauen gaben starke Nackenschmerzen an, 5,4 Prozent der Männer. Bei den Schultern erwies sich der Überhang als gering: 6,5 Prozent der Frauen berichteten von starken Schulterschmerzen, hingegen 5,7 Prozent der Männer.[121]

Worin könnten hier Gründe liegen?
In unserer Gesellschaft stellt der weibliche Bauch häufig eine Problemzone dar. Erfolgreiche Magermodels signalisieren, dass sich ein weiblicher Bauch im Idealfall durch dessen Abwesenheit auszeichnet. Werbung und Medien zeigen, dass Frauenbäuche attraktiv sind, wenn sie jugendlich und sportlich wirken. Es gibt mittlerweile zwar auch in der Werbung und in den sozialen Medien Gegenbeispiele, diese zeigen jedoch in ihrer Auffälligkeit, welches Bild das gängige ist.

Dem weiblichen Bauch mitsamt seinen Organen, die der Fortpflanzung dienen, wird in unserer Kultur ein geringer Stellenwert eingeräumt. Die katholische Kirche hat einen großen Beitrag darin geleistet, den weiblichen Unterleib zu ächten. Maria hat Jesus „unbefleckt" empfangen, Sexualität wurde der „Hure" und „Sünderin" Maria Magdalena zugeordnet. Der weibliche Unterleib wurde mit Schuld, Scham, Schmutz und Sünde beladen.[122]

Eierstöcke und Gebärmutter finden oft nur im Krankheitsfall Beachtung und auch dann wird der Mantel des schamvollen Schweigens über die sogenannten Frauenkrankheiten gelegt. Menstruation und Klimakterium werden vielfach als Leiden wahrgenommen. Ich höre von meinen Klientinnen immer

120 Auch die männliche Perspektive würde sicherlich interessante Aspekte zu Tage bringen, damit habe ich mich jedoch nicht gesondert beschäftigt.
121 How are socio-demographic and psycho-social factors associated with the prevalence and chronicity of severe pain in 14 different body sites? A cross-sectional population-based survey, in: wiener klinische wochenschrift 1-2/18, S. 17
122 Vgl. Gabriele Pröll, „Du musst nicht kommen – sei einfach da" Weibliche Lust – ein kulturelles Thema, in: Mona Rut, 7 Jahre FRAUENKREISE, S. 113f.

wieder „das Frauenleiden" oder „das Frauenproblem" als Synonym für Menstruation. Auch das Klimakterium wird vor allem von Medizin und Pharmaindustrie problematisiert und als belastende Lebensphase dargestellt.

Was hat das mit dem Nacken zu tun?
Wenn Frauen einen positiven Bezug zu ihrem Körper und Bauch entwickelt haben, als weibliche Mitglieder der Gesellschaft stolz sind auf ihre Fortpflanzungsorgane wie Gebärmutter und Eierstöcke – ohne einer Mutterschaftsideologie das Wort reden zu wollen –, ihre Monatsblutung als natürliches, regenerierendes Ritual ihres Körpers begreifen, so können sie auch körperlich besser in ihre Balance, in ihre natürliche Mitte finden. Ein eingezogener Nacken und hochgezogene Schultern deuten, wie wir bereits gesehen haben, häufig auf die Kompensation eines Ungleichgewichts hin. Wenn der weibliche Bauch den ihm zustehenden Raum und Stellenwert bekommt, so können Nacken und Schultern weich und locker bleiben. Natürlich beschränkt sich die aufgezeigte Problematik nicht auf den Bauch. Alle Teile des Körpers können mit Gefühlen von Ablehnung und Scham behaftet werden, Stichwort „Bodyshaming". Mir ist jedoch im Zuge meiner Massagetätigkeit aufgefallen, dass viele Frauen besonders ihren Bauch beziehungsweise ihre weiblichen Organe und Funktionen problematisieren.

Auf außereuropäischen Reisen fällt mir gelegentlich auf, wie geschmeidig und fließend die alltäglichen Bewegungen von Frauen sein können. Dadurch lässt sich die körperliche Angespanntheit vieler Frauen in unseren Breiten in anderem Licht betrachten. Es wird klar, dass dafür nicht ausschließlich individuelle Gründe verantwortlich sind, sondern unsere Kultur Verspannungen offenbar begünstigt.

Zudem trägt einengende Kleidung – und zwar sowohl Bauch und Atmung beengende Bekleidung als auch beengendes Schuhwerk – zum Aufbau von Druck im Körper bei. Dieser nimmt, wie wir beim Kapitel Haltung gesehen haben, von den Füßen Richtung Nacken zu und wird oft erst dort spürbar.
Es gibt einen Zusammenhang zwischen dem Nacken und den Themen Selbstausdruck und Lebensweg/Stimme des Herzens. Diesem werden wir in Teil 4 „Energetische Perspektive" weiter nachgehen. Vorerst dazu nur einige Gedanken mit Blick auf das Leben von Frauen. Ich habe den Eindruck,

dass Frauen selten ihren „Herzensweg“ beschreiten, das heißt, dass sie sich bezüglich ihrer Lebensplanung und -gestaltung weniger an ihren Herzenswünschen, sondern eher an „vernünftigen“ Gegebenheiten orientieren. Frauen sind heutzutage zwar besser ausgebildet denn je, dennoch fehlt vielen von ihnen die Ermutigung ihres Umfeldes, ihre Talente und Wünsche zu entwickeln. Es ist auch heute für junge Frauen nicht selbstverständlich, ihren Anlagen und Leidenschaften gemäße Ausbildungs- und Berufswünsche zu verfolgen. Viele Frauen in mittleren Jahren, die eigene Wünsche zugunsten ihrer Familie zurückgesetzt haben, erleben nach dem Ausziehen der Kinder Leere. Oft fehlt dann der Mut, Neues zu wagen und vergrabene Sehnsüchte freizulegen.

Von OrganisatorInnen von Konferenzen hört man immer wieder, dass es schwierig sei, Frauen als Referentinnen zu gewinnen. Dafür werden zahlreiche Gründe genannt: Frauen würden zögern, weil sie sich fachlich hundertprozentig sicher fühlen müssen, um eine Bühne zu betreten. Sie wären durch familiäre Verpflichtungen nur eingeschränkt verfügbar, sie wären zu scheu, suchten zu wenig das Rampenlicht. Frauen bedürfen oft der Ermutigung, ihre Stimme zu erheben, sich inhaltlich einzubringen und ihren Ideen, ihrer Vision und ihrer Wahrheit Raum zu geben. Wenn der eigene Ausdruck langfristig unterbleibt, stockt das freie Fließen und der Körper zeigt dies mittels Verhärtungen beziehungsweise Verspannungen auf.

Es gibt einen signifikanten Zusammenhang zwischen manchen Erkrankungen und dem Geschlecht, welchen die Gendermedizin erforscht. So liegt der Frauenanteil bei Autoimmunerkrankungen der Schilddrüse bei 80 Prozent.[123] Ganzheitlich agierende OrthopädInnen weisen gelegentlich darauf hin, dass der Hallux valgus, also der schmerzhaft deformierte Großzehenballen, hauptsächlich bei Frauen vorkommt. Dies hängt zum Teil sicher mit einer nicht fußgerechten Schuhwahl zusammen, allerdings auch damit, dass gerade dieser Bereich des Fußes über die Fußreflexzonen dem Nacken entspricht. Und hier gibt es eine Parallele: Wie auch der Nacken reagiert der Bereich des Großzehenballens auf eine vielfach weibliche Tendenz, sich vieles aufzuladen und eigene Bedürfnisse hintanzustellen, und verweist auf ein Ungleichgewicht.

123 Christiane Northrup, Frauenkörper Frauenweisheit, Anmerkungen, S. 717

Katrin Jonas zeigt auf, dass viele Frauen dazu tendieren, sich bis zur völligen Erschöpfung in der Familie und im Beruf zu verausgaben.[124] Wir wissen aus der Forschung, dass wir eine gewisse mentale Stärke brauchen, um Veränderungspotential wahrzunehmen. Wenn wir uns völlig ausgepowert haben und vorwiegend Erschöpfung wahrnehmen, verengt sich unsere Sicht auf Optionen. Wir können dann nicht mehr erkennen, wo wir Handlungsspielräume haben. Der Weg zum Burn-out bahnt sich an.

Leben aus der Balance – der Verlust des Einklangs mit unseren natürlichen Rhythmen

„Endlich mal faul sein ist völlig out geworden, Langeweile das Schreckgespenst der Leistungsgesellschaft", so die deutsche Wissenschaftsjournalistin Christina Berndt.[125] In der westlichen Kultur ist das natürliche Gefühl für Balance, für die Ausgewogenheit von Aktivität und Passivität, nahezu verloren gegangen. Unsere Wirtschaft basiert auf immerwährendem Wachstum, wir werden als KonsumentInnen angehalten, immerfort aktiv zu sein und aus einem endlosen Angebot von Freizeit- und kulturellen Aktivitäten zu wählen. Passivität steht in dem Ruf, mit Faulheit und Desinteresse verknüpft zu sein. Aktivität steht für Jugendlichkeit, Erfolg, Gestaltungswillen. Ein Beispiel für einseitige Leistungsorientierung bietet die moderne japanische Gesellschaft. Sie ordnet die emotionalen und biologischen Bedürfnisse der Menschen weitgehend der Leistung unter, mit katastrophalen Auswirkungen wie einer hohen Selbstmordrate oder zahlreichen Todesfällen aufgrund von Erschöpfung.

Mit dieser Einseitigkeit verlieren wir den Bezug zu den nährenden und heilenden Qualitäten der Passivität. Die Natur lebt es uns vor: Im Winter reift der Samen, der scheinbare Stillstand ist die unabdingbare Voraussetzung für späteres Gelingen. Ausgewogenheit im Tun und Nicht-Tun würde uns in die Situation bringen, unsere emsigen Tätigkeiten zu hinterfragen. Aus dem Nicht-Tun heraus könnten wir mehr emotionalen Abstand zu unserem Tun finden und dieses bewusster gestalten. Wie bereits erwähnt, nehmen Krankenstände wegen Burn-out drastisch zu. Viele Menschen in der Lebensmitte fühlen sich nicht mehr in der Lage, ihre Aktivität aufrecht zu halten. Sie können schlichtweg nicht mehr. Meist ist mit der Unfähigkeit, den Beruf weiter

124 Vortrag von Katrin Jonas zum Thema „Stressmanagement für Frauen an der Spitze" beim Unternehmerinnenfrühstück der Wirtschaftskammer NÖ in Gänserndorf am 5.4.2017
125 Christina Berndt, Resilienz, Das Geheimnis der psychischen Widerstandskraft, S. 13

auszuüben, ein großer Leidensweg verbunden. Ich höre oft, dass die betroffenen Menschen sich selbst große Vorwürfe machen, wenn sie ihre berufliche Rolle nicht mehr erfüllen können. Die Passivität erzwingt sich so ihren Platz im Leben, jedoch in einer sehr leidvollen Erfahrung.

Wenn wir die Funktionsweise unseres Körpers studieren, fällt uns auf, dass dieser in vielen Bereichen immer wieder bestrebt ist, ein Gleichgewicht herzustellen. Auf muskulärer Ebene treffen wir auf Protagonisten und Antagonisten, Spieler und Gegenspieler, bei der Atmung gibt es die Balance aus Einatmen und Ausatmen, im Blut, im Hormonhaushalt, in jedem Bereich geht es um eine dynamische Balance, die ein zentrales Thema im menschlichen Körper darstellt, siehe Homöostase. Wenn wir uns nicht immer wieder bewusst um Balance bemühen, haben wir uns mit den Auswirkungen dieser Dysbalancen auseinander zu setzen.

Qualität und Quantität des Medienkonsums
Wir alle haben im Alltag freie Zeit zur Verfügung. Viele entscheiden sich – oft mehr gewohnheitsmäßig als bewusst – für Medienkonsum in seinen vielfältigen Möglichkeiten.

Viele Menschen berichten mir, dass sie keine Zeit haben, um etwas für sich selbst zu tun. Sie können keine Körperübungen durchführen, kein Bad nehmen, keinen Spaziergang machen, sich keine Zeit für Tagträume nehmen, weil sie so viele Verpflichtungen haben. Gleichzeitig sagen sie mit einer erstaunlichen Selbstverständlichkeit, dass sie „natürlich" jeden Abend fernsehen. Diese Gewohnheiten sind offenbar sehr machtvoll, sodass subjektiv erlebt wird: In meinem Leben gibt es keine Zeit für mich selbst, das ist frustrierend und ich kann daran nichts ändern.

Untersuchungen haben ergeben, dass der hohe Anteil an blauem Licht von Bildschirmen unser Nervensystem aktiviert, es wird bei Schlafproblemen von Medienkonsum vor dem Zubettgehen abgeraten. Ich habe dennoch den Eindruck, dass die meisten Menschen gerade ihre arbeitsfreien Abendstunden vorwiegend dazu nützen, sich mit Informations- beziehungsweise Unterhaltungsmedien zu beschäftigen.

Auch hier gilt es, die Tätigkeit der Spiegelneuronen im Blick zu haben. Wenn wir in Computerspielen oder Filmen Szenen mit spannungsgeladenem oder sogar gewalttätigem Inhalt betrachten, können wir davon ausgehen, dass sich die Spannung eines „spannenden" Spieles oder Filmes auf unseren Körper überträgt.

Unsere körperliche Eigenwahrnehmung vor dem Computer, Fernseher etc. lässt häufig zu wünschen übrig. Wir nehmen meist eine unbewusst gewählte Haltung ein, die eine tiefe Atmung erschwert, und wenn wir aufstehen, stellen wir seufzend fest, was uns schmerzt.

Es gibt außerdem ein neues medizinisches Phänomen, den Smartphone-Nacken.[126] Der Kopf wird bei der Beschäftigung mit dem Smartphone so weit gesenkt, dass unsere Halsmuskeln, die dafür nicht angelegt sind, Schwerstarbeit leisten müssen. Es entsteht bei einem Winkel des Kopfes von 60 Grad ein Gewicht von bis zu 30 Kilogramm, Schmerzen in der Nackenregion sind die häufige Folge.

Natürlich ist bewusster Medienkonsum ein wertvolles Kulturgut, Information und Unterhaltung haben ihren Stellenwert in unserem politischen, kulturellen und sozialen Leben. Ich appelliere jedoch für einen bewussten Umgang, sich jeden Abend beziehungsweise regelmäßig frei und absichtsvoll dafür zu entscheiden, auf welche Art man seine wertvolle arbeitsfreie Zeit verbringen möchte.

Wir haben nun den Einfluss unserer westlichen Gesellschaft in der mitteleuropäischen Ausprägung, wie wir sie derzeit erleben, untersucht. Ich möchte Sie ermutigen, selbst zu erforschen, welche Einflüsse Sie in Ihrem Leben wahrnehmen. Wann und worauf reagieren Sie auf welche Art? Wir kommen auf diesen Punkt später noch zurück.

Betrachten wir im Folgenden innere Faktoren, welche zu Nacken- und Schulterbeschwerden beitragen können. Darunter fallen aus meiner Sicht vorwiegend Gedanken und Emotionen.

126 Vgl. Heike Höfer, Nacken & Schultern entspannen, Sanfte Übungen für lockere Stressmuskeln

INNERE FAKTOREN

DIE KRAFT UNSERER GEDANKEN

Der Zusammenhang zwischen unseren Gedanken und unserem Nacken erschließt sich nicht auf den ersten Blick. Unsere Gedanken haben jedoch weitreichende Auswirkungen: Sie beeinflussen unser körperliches Geschehen. Sie können das auf der Stelle erproben: Wenn Sie kurz an etwas Belastendes oder Angst Machendes denken und dabei in Ihren Nacken hineinfühlen, werden Sie vermutlich sofort eine minimale Spannungserhöhung feststellen. Wir wissen aus dem Spitzensport und Spitzenmanagement um die Bedeutung der Steuerung unserer Gedanken. Die genannten Personengruppen werden intensiv von MentaltrainerInnen gecoacht, um Spitzenleistungen erbringen zu können. Auch Musiker und Musikerinnen arbeiten daran, sich Vorgänge gedanklich so lange vorzustellen, bis diese automatisiert sind.

Die Wissenschaft macht große Fortschritte darin, die Auswirkungen unserer Gedanken auf unsere psychischen und physischen Systeme zu erforschen. Eine Auseinandersetzung mit unseren Gedanken ist also mehr als lohnend.

Welcher Art sind unsere häufigsten Gedanken?
Wir führen nahezu pausenlos innere Selbstgespräche, von denen die meisten unbewusst ablaufen. Diese Selbstgespräche stellen einen Schlüssel zu unseren Gefühlen dar, da sie diese beeinflussen beziehungsweise auslösen. Wir reagieren auf unsere Gedanken emotional, da unser Wahrnehmungssystem unsere Gedanken als Realität einordnet. Damit reagiert auch unser Körper: Bei ängstlichen Gedanken steigt der Blutdruck, Adrenalin wird ausgeschüttet etc.[127]

Warum aber machen wir uns ängstliche oder ärgerliche Gedanken? Diese sind erlernte Muster, die wir uns im Zuge unserer Sozialisation aneignen. (Außerdem erlernten wir auch im Laufe der Evolution, auf Gefahren mithilfe von gefühlsgestützten Gedanken zu reagieren). Wir verinnerlichen Einstellungen und Verhaltensweisen, mit denen wir in unserer Kindheit konfrontiert werden und die unser Selbstbild und unsere Sicht der Welt prägen. Viele Menschen wurden als Kinder im Rahmen ihrer Erziehung kritisiert und abge-

127 Vgl. Merkle/Wolf, Gefühle verstehen Probleme bewältigen, S. 13

wertet und haben dies verinnerlicht. Dies führt häufig dazu, dass man als Erwachsene das Gefühl der eigenen Unvollkommenheit nicht mehr in Frage stellt. Sich trotz dem Eingestehen eigener Fehler und Schwächen gut zu fühlen, fällt vielen Menschen schwer. Der Psychotherapeut Rolf Merkle stellt fest, dass sich viele Menschen ihr ganzes Leben lang unvollkommen und minderwertig vorkommen. Sie haben das Gefühl, mit ihnen stimme etwas nicht, führen dies jedoch nicht auf verinnerlichte Abwertung durch Bezugspersonen in der Kindheit zurück.[128]

Um negative Erfahrungen zu vermeiden, beginnen wir, Situationen und Personen einzuschätzen und uns selbst zu maßregeln.[129] So haben wir uns häufig einen inneren Antreiber erschaffen, der uns mit gedanklichen oder gesprochenen Sätzen wie „ich muss..." oder „ich sollte..." Druck macht. Diese Sätze werden oft nicht hinterfragt und bilden einen wesentlichen Anteil unserer Sicht der Welt und unseres Lebens.

Weil unsere meist unbewussten Selbstgespräche Auswirkungen auf vielen Ebenen wie zum Beispiel unseren Selbstwert haben, ist es von elementarer Bedeutung, sich ihrer bewusst zu werden und zu erkennen, dass es zumeist unsere eigenen Gedanken sind, die uns Leiden verschaffen. Durch achtsames Training ist es möglich, Bewusstsein über die eigenen Gedanken zu erlangen und damit selbstschädigende Denkschleifen mitsamt deren emotionalen Auswirkungen zu unterbrechen. Wenn wir uns selbst beim Denken „zuhören", können wir viel über uns herausfinden. Unsere Wünsche und Ängste, Fantasien und Befürchtungen zeigen sich in unseren Gedanken und in weiterer Folge in unserer Körperhaltung, welche unsere Gedanken „umsetzt".

Weiterführende Info:
Rolf Merkle beschreibt das „ABC der Gefühle", das ermöglichen kann, „selbständig denken zu lernen". Er geht davon aus, dass vor der Entstehung jeden Gefühls eine Wahrnehmung steht.
„A: Sie haben etwas gesehen, gehört, erlebt, haben sich an vergangene Ereignisse erinnert oder etwas in der Zukunft ausgemalt.

128 Vgl. Merkle/Wolf, Gefühle verstehen Probleme bewältigen, S. 49
129 Vgl. ebenda, S. 13

B: Dann haben Sie das Gesehene, Gehörte, Erlebte, Erinnerte oder Vorgestellte bewertet.
C: Aufgrund Ihrer Bewertung fühlen Sie sich traurig, verärgert, froh, ängstlich, glücklich usw."[130]

Das Bewusstmachen der eigenen Gedanken erfolgt über ehrliches Hinterfragen von Stimmungen: Worüber ärgere ich mich gerade? Was genau hat mich deprimiert? So gelingt ein Entschlüsseln unbewusster Erwartungen und Überzeugungen.[131]

Im Gegensatz zu dem manchmal als künstlich empfundenen „Positiven Denken" ist aus dem Embodiment[132] bekannt, dass individuell erarbeitete Ziele, die eine emotionale und damit körperliche Übereinstimmung erfahren, weitaus hilfreicher sind. Ein Beispiel für ein Ziel könnte sein: „Ich möchte ruhig bleiben." Es ist für unsere neuronale Verarbeitung von enormer Wichtigkeit, unsere mentalen Ziele als positiven Satz zu formulieren anstelle etwa von „Ich möchte nicht in Stress geraten." Bei letzterer Formulierung aktiviert das Gehirn zuerst eine innere Vorstellung von Stress, um danach dieses neuronale Netzwerk wieder zu hemmen. Dieser Vorgang ist unökonomisch und berücksichtigt unsere innere Arbeitsweise nicht.[133] Ein bekanntes Beispiel für unsere neuronale Verarbeitung ist die Aufgabe, NICHT an einen rosa Elefanten zu denken. Diese Aufgabe kann nur misslingen.

Von außen aufgesetzte positive Gedanken, die im Widerspruch zu unserer körperlich erlebten Wirklichkeit stehen, wirken eher kontraproduktiv.[134]
Wenn wir unsere körperlichen Vorgänge mit großer Achtsamkeit verfolgen, können wir feststellen, dass unsere Atmung und unsere Muskeln auf unsere Gedanken mit minimalen Veränderungen reagieren. Besonders empfindlich fällt die Reaktion unserer Mimik-, Schulter- und Nackenmuskeln auf kritische, und da besonders auf selbstkritische Gedanken aus. Wenn wir uns in Worten oder Gedanken selbst kritisieren – und das häufig als ständige Wiederholung–

130 Merkle/Wolf, Gefühle verstehen Probleme bewältigen, S. 17
131 Vgl. ebenda, S. 23
132 Embodiment ist eine These aus der neueren Kognitionswissenschaft, nach der Bewusstsein einen Körper benötigt, also eine physikalische Interaktion voraussetzt. Diese Auffassung ist der klassischen Interpretation des Bewusstseins entgegengesetzt und wird als grundlegende Wende in der Kognitionswissenschaft angesehen.
133 Vgl. Maja Storch in Storch et al., Embodiment, S. 68
134 Vgl. ebenda, S. 69

machen wir uns im wahrsten Sinn des Wortes klein. Der Körper übernimmt die physische Umsetzung dieses Bildes, der Kopf wird eingezogen, die Schultern nach vorne gezogen.

Einige meiner KlientInnen sprechen in sehr abfälliger Weise über sich selbst. Sie verurteilen sich für Eigenschaften, Missgeschicke, Entscheidungen oder andere Aspekte ihres Lebens mit einer Härte, die sie anderen Menschen nie entgegenbringen würden. Wenn ich sie auf diesen Umstand hinweise, reagieren sie oft erstaunt. Natürlich ist Selbstkritik bisweilen unentbehrlich. Sich jedoch ständig zu kritisieren und sich selbst kaum Freundlichkeit entgegenzubringen, vergiftet das eigene Leben und schwächt Körper und Psyche.

Unsere Gedanken über unseren Körper

Viele unserer Überzeugungen beziehen sich auf unseren Körper. Wenn wir uns die Auswirkungen negativer Gedanken auf unser psychisches Wohlbefinden und damit auch auf unsere Gesundheit bewusstmachen, sind wir motiviert, unsere Gedankenmuster zu erforschen und gegebenenfalls zu verändern. Wesentlich für die Beziehung zu unserem Körper ist das Bild, das wir uns von ihm machen. Dieses ist auch kulturell bedingt und von unserer sozialen Umgebung beeinflusst, wie ein Blick in die Geschichte oder in andere Länder zeigt. Viele Menschen haben einen problematischen oder belasteten Bezug zu ihrem Körper und finden es demnach sehr schwierig, mit ihm Frieden zu schließen. Dieser Prozess kann Zeit und Unterstützung benötigen. Wenn wir unsere Einzigartigkeit annehmen, können wir auch jene Merkmale akzeptieren, die uns nicht gefallen. Rolf Merkle meint dazu: „Dauerhaft attraktiv fühlen Sie sich nur, wenn Sie sich dafür entscheiden, dass Sie so, wie Sie sind, attraktiv sind. Wenn Ihnen nicht gefällt, was Sie im Spiegel sehen, dann hat das die gleichen Auswirkungen, als würde Ihnen jemand jeden Tag 20 und mehr Male mit einer spitzen Nadel in die Haut stechen. Das wäre schmerzhaft und würde auf Dauer viele Narben auf Ihrem Körper hinterlassen."[135] Wenn es uns gelingt, uns mit unserem Körper anzufreunden und ihm mit einer wertschätzenden Haltung zu begegnen, sind wir auch empfänglicher für seine Signale und eher bereit, uns von ihm und seinen Bedürfnissen leiten zu lassen.

135 Merkle/Wolf, Gefühle verstehen Probleme bewältigen, S. 57

Christiane Northrup beschreibt in ihrem Buch „Frauenkörper Frauenweisheit" ein Experiment mit einer Gruppe von über siebzigjährigen Männern aus einem Seniorenwohnheim. Sie bekamen die Aufgabe, sich fünf Tage lang in eine Zeit, die ungefähr dreißig Jahre zurücklag – zum Zeitpunkt des Experiments das Jahr 1959 – zurückzuversetzen. Sie sollten sich so kleiden wie damals, sich Fotos und Fernsehsendungen aus dieser Zeit ansehen und so reden, wie sie damals geredet hatten.

Nach diesen fünf Tagen ergaben medizinische Untersuchungen Verbesserungen bei den Daten, die als „biologische Marker" in Bezug auf das Altern betrachtet werden: physische Kraft, Wahrnehmung, Kognition, Geschmack und Gehör. Auch das Gedächtnis hatte sich verbessert und die Männer sahen jünger aus.[136] Diese Erfolge wurden in keiner Weise durch Therapien erzielt, sondern ausnahmslos durch die Vorstellungskraft der Männer. Unsere Vorstellungskraft ist sehr mächtig, wenn wir sie zu unserem Verbündeten machen, verfügen wir über ein sehr effektives Werkzeug.

Der deutsche Psychologe und Autor Robert Betz sagt über den Körper: „Er hört sehr genau hin auf das, was Sie über sich selbst, über Ihr Frau-Sein oder Mann-Sein, über ihn, den Körper, und über das Leben selbst denken und entsprechend fühlen. Er nimmt Ihre Gedanken, Gefühle, Worte und Handlungsweisen über elektromagnetische Schwingung auf und muss entsprechend darauf reagieren."[137]

Innere Bilder

Gedanken sind immer mit inneren Bildern verknüpft. Diese wirken auf unser Nervensystem. Die Bedeutung innerer Bilder ist Gegenstand aktueller Forschung. Der Schweizer Bewegungspädagoge Eric Franklin hat die Arbeit von Mabel Todd, der Begründerin der Ismakogie, weiterentwickelt. Ismakogie ist eine Haltungs- und Bewegungslehre, die mit inneren Bildern arbeitet. Eric Franklin hat dazu eine Reihe von Übungen erarbeitet, die die Kraft innerer Bilder einsetzt.[138]

136 Christiane Northrup, Frauenkörper Frauenweisheit, S. 65
137 Robert Betz, Ja zum Leben, Dein Körper ist dein bester Freund, nie dein Feind, in: Pulsar, Zeitschrift für aktives Bewusstsein, Nr. 9, November 2016, S. 20
138 siehe dazu Eric Franklin, Locker sein macht stark

Auch andere Therapieformen nutzen die Möglichkeit, mit inneren Bildern zu arbeiten. Angelika Koppe hat speziell für Frauen die Methode Wildwuchs entwickelt. Diese ist eine Anleitung zur Selbsthilfe. Innere Bilder beziehungsweise Visualisierungen ermöglichen den Kontakt zum „Inneren" des Körpers und auch zum Krankheitsgeschehen. In einer Art Dialog mittels innerer Bilder kann der Körper mitteilen, was er braucht, was ihn stärkt und wie man ihn konkret unterstützen kann.[139]

Das Wichtigste:
Unsere Gedanken zu erkennen und uns freundlich darin zu schulen, (auto-)aggressive Gedanken nicht zu fördern, bedeutet einen großen Schritt in Richtung Gesundheit und Wohlbefinden. Unserer Fantasie sind keine Grenzen gesetzt, freudvolle Gedanken und damit Bilder zu (er-)finden.

EMOTIONEN

Der Bereich Emotionen wird von vielen Menschen als belastend erlebt. Die Wucht, mit der Gefühle auftreten können, wirkt oft überwältigend und beängstigend. Wir sind zumeist im Umgang mit unseren Gefühlen nicht geschult. Auch dies stellt einen kulturell bedingten Zugang dar, wie im Vergleich mit anderen Ländern sichtbar wird. So gehen beispielsweise die Menschen in Mexiko mit Trauer auf eine uns fremde Art um: Der Tag der Toten ist einer der größten Feiertage und wird laut und kreativ begangen. Der Tod wird als Teil des Lebens zelebriert. Ein anderes Beispiel ist eine Kultur des Scheiterns, welche in weiten Teilen Asiens und in den USA eine größere Tradition hat als bei uns.[140] Gefühle erscheinen uns oft lästig, womöglich leiden wir sogar unter ihnen. Zugang zu den eigenen Emotionen stellt jedoch einen wesentlichen Aspekt eines erfüllten Lebens dar. Wer je nach Lebenssituation die ganze Bandbreite an Gefühlen empfinden kann, wird seelisch und körperlich gesünder sein, da unterdrückte Gefühle unsere körperlichen Funktionen belasten können.

Gefühle sind oft schwer fassbar, sie können sich diffus anfühlen beziehungsweise sich hinter anderen Gefühlen oder körperlichen Symptomen verstecken. Für einen positiven Selbstbezug und für gelingende Beziehungen ist es

139 Vgl. Angelika Koppe, Mut zur Selbstheilung
140 In den USA bezieht sich diese Kultur vor allem auf die Wirtschaft. Hier gilt die Empfehlung: „fail often, fail fast and fail cheap" Quelle: http://www.kas.de/wf/doc/kas_29348-544-1-30.pdf?160114114853

hilfreich, seine Gefühle wahrzunehmen und zu benennen. Gefühle spiegeln sich in Körperreaktionen wider, sie werden erst über den Körper erfahrbar.[141]

Unter emotionaler Intelligenz versteht man die Fähigkeit, Zugang zu Emotionen zu finden, diese zu nutzen und zu regulieren. Emotionale Kompetenz ist erforderlich, um gemeinsam mit anderen Menschen etwas zu erreichen, damit bildet sie die Basis für Führung und Erfolg. Zu diesen Kompetenzen zählen unter anderem Emotionsausdruck sowie das Wissen um und Verstehen von Emotionen. Ein Beispiel dafür ist die Fähigkeit, Anerkennung auszudrücken. Fehlt diese, gestaltet sich sowohl die berufliche Zusammenarbeit als auch das Privatleben schwierig. Die differenzierte Selbst- und Fremdwahrnehmung von Gefühlen ermöglicht sozial kompetentes Verhalten, dieses wiederum fördert unser Gefühl von Zugehörigkeit. Emotionen gehören zu unserem Instrumentarium, um ein erfülltes Leben zu führen. Sie weisen uns auf unsere Bedürfnisse und unsere Grenzen hin. Daher ist es für das subjektive Gelingen unseres Lebens von essentieller Bedeutung, einen achtsamen und wertschätzenden Umgang mit unseren Gefühlen zu entwickeln.[142]

Belastende Emotionen

Wir alle kennen Emotionen, die wir als negativ bewerten und die uns belasten. Christiane Northrup schreibt: „Gefühle und Gedanken sind über das Immunsystem, das endokrine System und das zentrale Nervensystem mit dem Körper verbunden. Alle, auch die verdrängten und nicht ausgesprochenen Gefühle haben physische Auswirkungen."[143]

Weiterführende Info:

Als Erklärungsmodell zur Entstehung belastender Emotionen und damit von psychosomatischen Erkrankungen dient die kognitive Emotionstheorie von Lazarus. Emotionen bestehen demnach aus drei Elementen.

1. *Die kognitive Bewertung einer Situation. Diese bezieht sich auf die eigene Beziehung zur Umwelt. Inwieweit wird mein persönliches Wohlbefinden durch ein Ereignis betroffen? Ist es für mich wichtig? Stellt es für mich eine Bedrohung dar? Habe ich für die Bewältigung der Situation angemessene Ressourcen?*

141 Vgl. Dehner-Rau/Reddemann, Gefühle besser verstehen
142 Vgl. ebenda
143 Christiane Northrup, Frauenkörper Frauenweisheit, S. 41

2. *Der unmittelbare Verhaltensimpuls. Ich kann auf eine Situation mit Angriff, Verteidigung oder Flucht reagieren. (Wie wir bereits untersucht haben, verfügen wir auch über die Reaktionsvariante „Erstarren", also Hilflosigkeit und Ohnmacht.)*
3. *Die körperliche Aktivierung und die subjektive Erregung, die individuell variiert und zu unterschiedlich schnellen und intensiven Reaktionen führt.*[144]

Neben der Intensität eines Gefühls spielt eine wichtige Rolle, welches in einer Situation das stärkste Gefühl ist. Dieses kann nämlich unter anderen Gefühlen, zum Beispiel Trauer unter Ärger oder Ohnmacht unter Schuldgefühlen, verdeckt sein. Ärger und Schuldgefühle stellen dabei die sozial anerkannteren Emotionen dar, die wir uns leichter zugestehen als Trauer oder Hilflosigkeit.[145]

Sehen wir uns nun einige belastende Gefühle näher an.

Angst-Panikattacken

Die deutsche Psychologin, Psychotherapeutin und Autorin Doris Wolf stellt fest, dass Angst eine Zeitkrankheit geworden ist. „Millionen Menschen leiden unter Panikattacken, Angst vor Ablehnung, Angst zu versagen, vor Krankheiten, vor dem Alleinsein, der Zukunft [...]. Angst engt ein und macht unfrei. Sie beeinflusst wichtige Lebensentscheidungen und sie kann zu chronischen körperlichen Beschwerden führen."[146]

Ängste erinnern uns in besonderem Maße an unsere Grenzen und an unsere Verletzlichkeit. Angst ist ein seelisches Alarmsignal, lebensgefährliche Situationen zu vermeiden oder aus ihnen zu fliehen. Es ist lohnend, sich mit der Angst vertraut zu machen, sie zuzulassen, damit sie uns nicht lähmt.[147] Wir können Angst vor Ablehnung, Schmerz oder Verlust empfinden. Wenn wir uns eine Katastrophe ausmalen, reagiert unser Körper so, als ob wir tatsächlich vor einer Katastrophe stünden. Für ihn ist das ausgemalte Szenario Realität, er reagiert mit Beschleunigung des Herzrhythmus, des Atems, einer Anspannung der Muskeln.

144 Vgl. Dehner-Rau/Reddemann, Gefühle besser verstehen, S. 65
145 ebenda, S. 76
146 Merkle/Wolf, Gefühle verstehen Probleme bewältigen, S. 59
147 Vgl. Dehner-Rau/Reddemann, Gefühle besser verstehen, S. 88

Menschen mit einer Panikstörung haben extreme Angst vor unvorhersehbaren Gefahren und warten oft ängstlich auf den Ausbruch der nächsten Panikattacke, was man auch als „Angst vor der Angst" beschreiben kann. Panikattacken können als vorübergehende Erscheinung auftreten, aber auch zu einer chronischen Panikstörung werden.

Trauer

Trauer ist eine individuelle Herausforderung, zumal es in unserer Gesellschaft kaum als Norm verankerte Unterstützung oder hilfreiche Rituale gibt. Wir verlagern den Tod zumeist in Krankenhäuser. Bei Begräbnissen werden vielfach Beruhigungsmittel konsumiert, um emotionale Ausbrüche zu vermeiden. Auch in Familien wird Trauer selten ermutigt und begleitet, weil diese oft an eigene unbetrauerte Erfahrungen rührt, die wir gerne weiterhin ignorieren wollen. Wenn man sich jedoch das Trauern bewusst erlaubt, sich dafür Zeit nimmt, Gefühle ausdrückt und sich Unterstützung holt, kann Trauer zu neuer innerer Stärke führen. Trost heißt in diesem Zusammenhang nicht, den Verlust ungeschehen machen zu wollen, sondern die Erfahrung zu begleiten und gemeinsam mit Angehörigen, FreundInnen oder TherapeutInnen zu versuchen, sie zu integrieren. Trauern dient der Verarbeitung und kann helfen, leidvolle Erfahrungen als Teil der eigenen Identität anzunehmen. Das Leid muss für eine gelingende Verarbeitung anerkannt und gewürdigt werden. Dann ist es auch wieder möglich, Gefühle von Freude, Dankbarkeit oder Gemeinschaft zu erleben.[148]

Depressionen

Depression ist kein Gefühl an sich, sondern eher eine Verflachung von Emotionen. Gefühle wie Freude oder Ärger werden kaum oder gar nicht mehr wahrgenommen. In der Depression ist das Erleben eingeschränkt oder negativ eingefärbt. Betroffene Personen tendieren zum Grübeln und verlieren das Interesse an Dingen, die ihnen früher Freude bereitet haben. Man fühlt sich wertlos oder schuldig, kritisiert sich selbst und kann sich selbst und anderen wenig Empathie und Fürsorge entgegenbringen.[149]

Beim Auftreten einer Depression ist es empfehlenswert, nicht ausschließlich auf medikamentöse Behandlung zu vertrauen, sondern sich in einer Psycho-

148 Vgl. Dehner-Rau/Reddemann, Gefühle besser verstehen, S. 87f.
149 ebenda, S. 83

therapie näher mit den individuellen Hintergründen zu befassen. Dann kann eine depressive Phase, wie andere Krisen auch, wesentlich zu einer größeren Tiefe und damit auch Erfüllung im Leben beitragen.

Scham

Schamgefühlen ist zu eigen, dass wir sie als sehr individuell betrachten. Wir glauben, dass sie unsere höchstpersönliche Schwachstelle darstellen, und ignorieren häufig, dass sie einen Teil des Erlebens jeder Person bedeuten. Schamgefühle haben wir erlernt, ganz kleinen Kindern sind sie noch fremd. Wir wurden kritisiert, getadelt und haben uns geschämt. Scham ist das äußerst schmerzhafte Gefühl beziehungsweise die äußerst schmerzhafte Erfahrung, zu glauben, dass wir fehlerhaft sind und deshalb keine Liebe und Zugehörigkeit verdienen, so die Definition der US-amerikanischen Universitätsprofessorin und Schamforscherin Brené Brown.[150] Viele Themen können mit Scham behaftet sein: der eigene Körper, eigene Handlungen, Handlungen anderer Personen, eigene Impulse, Ideen, Vorlieben, Süchte und vieles mehr. Brené Brown und ihre KollegInnen haben einen Zusammenhang zwischen Scham und Themen wie Gewalt, Aggression, Depressionen, Süchten und Essstörungen gefunden.[151]

Uns in unserer Scham jemandem anzuvertrauen und uns so in unserer Verletzlichkeit zu zeigen, kann zu sehr intensiven Erfahrungen von Mitgefühl und Verbundenheit führen. Dies benötigt jedoch Mut sowie Menschen, denen wir vertrauen. Brené Brown schreibt dazu: „Die Scham hasst es, wenn wir die Hand ausstrecken und unsere Geschichte erzählen. Sie hasst es, wenn sie in Worte gewickelt wird – sie kann nicht überleben, wenn sie geteilt wird. Die Scham liebt Verschwiegenheit. Das Gefährlichste, was wir nach einer beschämenden Erfahrung tun können, ist, unsere Geschichte zu verstecken oder zu begraben."[152] Scham kann eine schädigende Wirkung zeigen, weil sie – wenn sie nicht bewusst angenommen und geheilt wird – menschliche Verbundenheit verhindert beziehungsweise zerstört. Scham spielt sich zwischen Menschen ab und sie heilt auch zwischen Menschen. Es ist wichtig, anzuerkennen, dass, sich beschämt, verurteilt und beschuldigt zu fühlen, all-

150 Brené Brown, Die Gaben der Unvollkommenheit, S. 76
151 Vgl. ebenda, S. 81
152 ebenda, S. 33

gemeine Realitäten der menschlichen Erfahrung darstellen. Ein freundlicher Umgang mit sich selbst macht dabei den entscheidenden Unterschied.

Exkurs Perfektionismus

Wir versuchen oft, mithilfe von Perfektionismus Schamgefühle zu vermeiden. Wir glauben, dass wir den Schmerz von Schuldzuweisungen, Verurteilungen und Scham verhindern können, wenn wir uns mehr anstrengen und noch „besser" werden. Dies erweist sich jedoch als Trugschluss. Durch Streben nach Perfektion verleugnen wir unsere Grenzen und Bedürfnisse und können so weniger gut für uns selbst sorgen, was die Wahrscheinlichkeit, Scham zu erleben, vergrößert.

Der Hang zu Perfektionismus rührt von einem tiefen Gefühl der Unzulänglichkeit her und ist eine Strategie, sich Anerkennung und Akzeptanz zu verdienen. Unsere Gesellschaft fördert Leistungsdenken. Werbung und Medien tragen das Ihre zum Entstehen von inneren Bildern über Perfektion bei. Auch ein wenig empathisches Elternhaus begünstigt, dass wir uns ausschließlich über unsere Leistung und unser Äußeres definieren. Daraus resultiert der Trugschluss, dass wir schmerzhafte Vorwürfe und beschämende Kritik reduzieren oder verhindern können, wenn wir ein perfektes Leben führen, perfekt aussehen und uns perfekt verhalten. Das Problem daran ist zum einen, dass Perfektion ein Konstrukt mit vielen Unbekannten ist und somit unerreichbar. Zum anderen zielt sie eigentlich auf die Wahrnehmung anderer Menschen ab, welche wir nicht kontrollieren können.
Perfektionismus führt einerseits unweigerlich zu häufigen Frustrationserlebnissen und Selbstverurteilungen, andererseits untergräbt er unser Gefühl für unsere Grenzen und Bedürfnisse. Wir hören nicht nach innen, sondern folgen imaginierten äußeren Werten und überfordern uns dadurch konsequent, somit ist Perfektionismus ein selbstzerstörerisches Bestreben. Es gibt einen wissenschaftlich fundierten Zusammenhang zwischen Perfektionismus und Depressionen, Angstgefühlen und Süchten. Brené Brown bezeichnet Scham als „Geburtsstätte von Perfektionismus".[153]

Perfektionismus kann in vielen Spielarten vorkommen, sei es in Bezug auf Arbeit, Familie, Haushalt oder Aussehen. Wir alle weisen mehr oder weniger

153 Vgl. Brené Brown, Die Gaben der Unvollkommenheit, S. 99ff.

ausgeprägte Tendenzen auf. Auch hier erweist sich ein konsequentes Bemühen um einen freundlichen, menschlichen Umgang mit sich selbst als Ausweg.

Exkurs Süchte

Dieses Thema weist ein breites Spektrum auf und betrifft uns ebenfalls alle. Wir können Süchte in Bezug auf Arbeit, Medienkonsum, materiellen Konsum, illegale und legale Drogen wie Alkohol, Zigaretten, Kaffee, oder Gewohnheiten wie Essen oder Sex entwickeln.

Wir alle haben uns Verhaltensweisen angeeignet, mit deren Hilfe wir schmerzhafte Gefühle betäuben oder wenigstens verringern können. Wir lenken uns ab, wir belohnen uns, wir alle haben Kniffe, mit denen wir Gefühlen wie Scham, Trauer, Angst, Verzweiflung, Enttäuschung oder Traurigkeit die Spitze nehmen können. Solange wir dies bewusst und sparsam einsetzen und diese Gefühle grundsätzlich zulassen, werden wir durch unsere Verhaltensweisen nicht geschwächt. Sie bilden einen Teil unseres Regulationsrepertoires. Wenn wir jedoch unsere Gefühle chronisch und zwanghaft betäuben, handelt es sich bei unserem Verhalten um Sucht, unabhängig von der Art unseres Verhaltens.[154]

Süchte schwächen uns auf vielerlei Arten. Wir können Gefühle nicht selektiv betäuben. Wenn wir unangenehme Gefühle nicht mehr spüren, dann ist das auch bei den angenehmen Gefühlen der Fall.[155] Dies führt dazu, dass wir unser Leben zunehmend als wenig erfüllend erleben, eine Negativspirale wird in Gang gesetzt. Außerdem schwächen wir durch unser Suchtverhalten unseren Selbstwert, da wir zumeist einen inneren Konflikt in Bezug auf die Sucht haben. Eine Auseinandersetzung mit unseren Schatten, den verdrängten Gefühlen, wird dadurch noch bedrohlicher. Auch Süchte weisen eine enge Verbindung zum Thema Scham auf und es bedarf zu ihrer Überwindung meist professioneller Unterstützung.

Freude

Es mag befremdlich erscheinen, dass wir Gefühle wie Freude unterdrücken, aber oft stecken hinter Verspannungen und verdrängten Gefühlen auch

154 Vgl. Brené Brown, Die Gaben der Unvollkommenheit, S. 121ff..
155 Vgl. ebenda, S. 122

Gefühle von großer Freude. Als Kinder konnten wir immense Freude empfinden, wir konnten uns völlig dem Staunen, den Wundern des Lebens hingeben. Wir wurden darin aber nicht immer bestätigt. Oft erleben Kinder, dass sie ausgelacht werden, keine Geduld und Zeit für ihr Staunen bereitgestellt wird. Oder es wird als unpassend eingestuft, sich überaus zu freuen, wo es doch anderen Menschen vielleicht gerade nicht gut geht. Dann lernen wir, unsere Freude zu kontrollieren. Die pure Lebensfreude, die uns als Kind noch leicht zugänglich war, wird zur fernen Erinnerung, zum Phantom, dem man vielleicht in der Liebe oder im Urlaub nachjagt.

Große Freude zeigt uns auch unsere Verletzlichkeit: Wir könnten das uns Kostbare wieder verlieren. Daher kommen wir, wenn wir uns unserer Freude völlig hingeben, oft auch in Kontakt mit schmerzlichen Gefühlen. Wir wissen als Erwachsene, dass wir Freude nicht festhalten können, daher entscheiden wir uns oft dafür, uns nicht so sehr zu freuen. Tatsächlich zeigt die Suchtforschung, dass ein äußerst positives Erlebnis ebenso Rückfälle auslösen kann wie eine zutiefst schmerzliche Erfahrung.[156]

Nachdem wir einige Gefühle genauer untersucht, vielleicht auch nachgespürt haben, welches der besprochenen Gefühle emotionale Reaktionen bei uns auslöst, stellen wir uns der Frage, ob und wie wir unsere Gefühle regulieren können oder sollen.

Emotionsregulation

Emotionsregulation bezeichnet das Wahrnehmen und Steuern des emotionalen Erlebens und die Kontrolle von impulsivem Verhalten. Im positiven Fall entwickeln wir die Fähigkeit zur Emotionsregulation durch eine Vielzahl günstiger Erfahrungen während der Zeit unseres Heranwachsens. Wir werden getröstet, versorgt, unsere Bedürfnisse und Emotionen werden gewürdigt und verstanden. Eine sichere und stabile Umgebung ermutigt uns, all unsere Gefühle zu erleben. Dazu gehört auch das Erfahren von Grenzen als Voraussetzung von Sicherheit.[157]

Im negativen Fall wird der Entwicklungsprozess der Emotionsregulation gestört. Werden beispielsweise die Grundbedürfnisse des Säuglings nicht

156 Vgl. Brené Brown, Die Gaben der Unvollkommenheit, S. 126
157 Vgl. Dehner-Rau/Reddemann, Gefühle besser verstehen

befriedigt, können sich Gefühle von Sicherheit und Vertrauen nicht ausreichend entwickeln. Zu wenig Zuwendung, Gewalt, aber auch überängstliche Bezugspersonen können eine angemessene Emotionsregulation erschweren beziehungsweise verhindern. Zustände der Untererregung wechseln dann mit Zuständen der Übererregung ab, wodurch Lernprozesse erschwert werden. Gefühle von Trauer oder Wut müssen unterdrückt oder abgespalten werden, wenn die Umgebung diese nicht toleriert. Dies führt zu einem eingeschränkten Fühlen des eigenen Körpers.[158]

Im Fall von Trauma-Erfahrungen kann es zu Depersonalisation kommen. Darunter versteht man die Abspaltung von Körpererleben und Emotionen. Die betroffene Person hat das Gefühl, „neben sich zu stehen", kommt sich im eigenen Körper fremd vor oder erlebt Teile des eigenen Körpers als nicht zu sich gehörig. Angststörungen und schwere Depressionen begünstigen das Entstehen von Fremdheitsgefühlen, da diese den Körper vor einer drohenden Überflutung von Gefühlen wie Angst, Ohnmacht, Hilflosigkeit oder Trauer schützen. Diese Fremdheitsgefühle erschweren eine ausreichende Selbstfürsorge. In einem Rahmen von Sicherheit und Fürsorge können im weiteren Verlauf zum Beispiel im Zuge einer Therapie Körpererfahrungen und Gefühle nach und nach wieder zugelassen werden.[159]

Die Schweizer Psychotherapeutin Maja Storch hält fest, dass Emotionsregulation den Körper braucht. Sie zitiert den Hirnforscher Antonio Damasio: „Der Körper ist die Bühne der Gefühle." Wer demnach mit seinen Gefühlen arbeiten möchte, muss lernen, wie er mit dem Körper arbeitet. Wo sitzt die Wut? Und wie bekomme ich sie da wieder heraus? Hier greift eine rein mentale Herangehensweise zu kurz.

Weiterführende Info:
Für ein subjektiv gelingendes Leben ist es unerlässlich, sich selbst bewusst regulieren, das heißt, seine psychische Verfassung selbständig beeinflussen zu können. In der Psychologie bezeichnet der Begriff Selbstmanagement „die Fähigkeit jedes Menschen, seine Handlungen, seine Gefühle, sein Denken und seine Reaktionen auf die Umwelt so zu koordinieren, dass er sich ziel-

158 Vgl. Dehner-Rau/Reddemann, Gefühle besser verstehen
159 Vgl. ebenda, S. 24f.

gerichtet und befriedigend durch seinen Alltag bewegen kann."[160]
Zu Selbstmanagement gehört auch Stressmanagement. Das Stresshormon Cortisol beeinträchtigt beispielsweise die Gedächtnisleistung. Um diese in manchen Situationen ungünstige Wirkung zu verhindern, ist es hilfreich, in wenig belastenden Phasen Erfahrungen mit Entspannungsmethoden wie zum Beispiel Autogenem Training oder Atemübungen zu sammeln. Dann sind diese später verfügbar, wir können unser Stressmuster gezielt regulieren. Cortisol lässt sich beispielsweise durch körperlich anstrengende Tätigkeiten wie Laufen abbauen.[161]

Der deutsche Neurobiologe Gerald Hüther schreibt: „Das Zeitalter der Rationalität geht mit einer bemerkenswerten Erkenntnis zu Ende: [...] um glücklich und zufrieden, mutig und zuversichtlich leben zu können, müssen wir in der Lage sein, etwas zu empfinden. Wir müssen also die Intelligenz und die Kraft unserer Gefühle wieder erkennen, schätzen und nutzen lernen, um einen Ausweg aus dem Irrsinn unserer gegenwärtigen Lebenswelt zu finden, in den uns der Einsatz des nackten Verstandes geführt hat. Wir müssen versuchen, die verloren gegangene Einheit von Denken, Fühlen und Handeln, von Rationalität und Emotionalität, von Geist, Seele und Körper wiederzufinden. Sonst laufen wir Gefahr, uns selbst zu verlieren."[162]

Welche Gefühle sind es nun, die mit Nacken-/Schulterverspannungen in Zusammenhang stehen? Der Volksmund drückt oft sehr genau aus, was uns auf intellektueller Ebene nicht so leicht zugänglich ist. So gibt es zahlreiche Sprüche, die sich auf Kopf, Nacken, Schultern und Rücken beziehen.

Hier eine Auswahl:

- *Mir sitzt etwas/jemand/die Angst im Nacken*
- *Hartnäckig oder halsstarrig sein*
- *Waghalsig sein*
- *Sich etwas aufhalsen*
- *Ich trage eine große Last auf meinen Schultern*
- *Etwas schnürt mir die Kehle zu*

160 Maja Storch in: Storch et al., Embodiment, S. 62f.
161 Vgl. ebenda, S. 69
162 Gerald Hüther in: Storch et al., Embodiment, S. 77

- *Etwas drückt mir auf meine Brust*
- *Jemand ist mir in den Rücken gefallen*
- *Einen breiten Buckel haben*
- *Kein Rückgrat haben bzw. zeigen*
- *Vor jemandem buckeln*
- *Jemandem die Stirn bieten*
- *Den eigenen Kopf hinhalten*
- *Sich den Kopf zerbrechen*

Es lohnt sich, diese Redewendungen auf sich wirken zu lassen und herauszufinden, ob es da vielleicht im eigenen Leben etwas zu entdecken gibt. Verschiedene Methoden von Körpertherapie bieten fundierte Möglichkeiten, den eigenen Zusammenhängen auf die Spur zu kommen. Weitere Inspirationen zu Zusammenhängen zwischen Beschwerden und Emotionen sind im Kapitel über die Meridiane zu finden.

Das Wichtigste:
Gefühle bieten uns Lebendigkeit und Intensität, aber auch Herausforderungen. Diese können sich individuell sehr unterschiedlich gestalten. Eines meiner Resümees: Sich mit seinen Schamgefühlen und der Unvollkommenheit, die allen gemeinsam ist und deren Annahme die Voraussetzung für echte Begegnung darstellt, auszusöhnen, erleichtert ungemein, sich mitten im Leben zu entspannen. Es wird auch in Zukunft keine Perfektion geben, wir können jetzt schon loslassen.

Dieser Punkt ist für mich persönlich von großer Bedeutung. Ich kann meinen Selbstausdruck und meine Kreativität nur ausleben, wenn ich Gefühle von Peinlichkeit und Scham zulassen kann. Solange ich diese unbedingt vermeiden muss, bewege ich mich in einem engen Rahmen von scheinbarer Sicherheit. Das heißt, ich riskiere keine Kritik, keine Beschämung, indem ich nichts Neues wage und mich ruhig verhalte. Enge verursacht jedoch Leiden, der selbstgewählte enge Rahmen ermöglicht nichts Neues, nur die ausgetretenen, alten Pfade. Meine Schultern genießen es hingegen, wenn ich meinen inneren Raum erweitere, indem ich mich auf kreative Experimente einlasse. Lebendigkeit und Freude schaffen Weite, auch im Körper. Darin haben auch Gefühle wie Peinlichkeit Platz.

Wir haben nun die inneren und äußeren Einflussfaktoren, welche unser Thema Nacken-/Schulterbeschwerden betreffen, untersucht. Die Aufzählung ist keineswegs vollständig, sondern soll der Inspiration dienen und Sie ermutigen, weitere gesellschaftliche oder persönliche Faktoren zu entdecken.

In Teil 4 wird es darum gehen, die genannten Beschwerden aus energetischer Sicht zu betrachten. Diese Perspektive ist für einige unter Ihnen vielleicht ungewohnt oder schwer nachvollziehbar beziehungsweise zu wenig wissenschaftlich gesichert. Dennoch liefert diese Betrachtungsweise, die ja verschiedene Aspekte aufweist, hilfreiche Ansätze und erweitert unseren Handlungsspielraum. In Teil 7 wird dieser durch konkrete praktische Vorschläge spezifiziert werden.

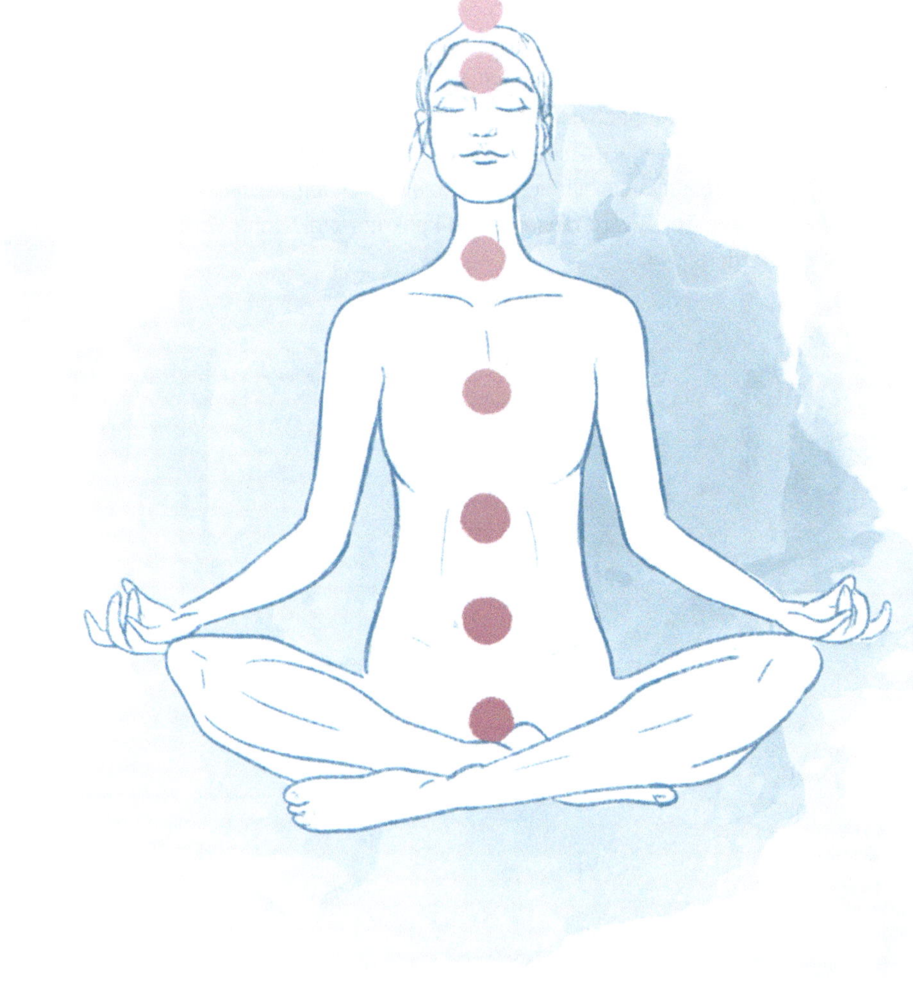

Teil 4

ENERGETISCHE PERSPEKTIVE

Es gibt in unserer modernen Gesellschaft ein zunehmendes Bewusstsein dafür, dass wir Menschen als Energiefelder oder –systeme bezeichnet werden können. Traditionelle Heilsysteme sprechen von Energiefluss, Quantenphysiker bestätigen die menschliche Aura – auch, wenn zu diesem Thema keineswegs Einigkeit besteht. Auch unser Thema kann aus energetischer Perspektive betrachtet werden und bietet so weitere Facetten des Verständnisses und der Regulierung. Mir ist natürlich bewusst, dass das energetische Verständnis nicht von allen Menschen geteilt wird. In der Wissenschaft und in der klassisch westlichen Medizin stößt diese Vorstellung zumeist auf großen Widerstand, zumal sich der hier verwendete Begriff „Energie" einer eindeutigen Definition entzieht. Ich selbst teile die Vorstellung eines menschlichen Energiekörpers und praktiziere mit meiner Massagemethode Nuad Ausgleichsarbeit an den Energiebahnen. Ich nütze die Möglichkeiten der Beeinflussung meines Energiekörpers zu meinem Wohlbefinden, daher möchte ich meine Erfahrungen und Rechercheergebnisse teilen.

Die östliche Medizin postuliert eine „Lebenskraft" oder „Energie" (in Japan Ki oder Qi, in Indien Prana beziehungsweise in Thailand Lhompran genannt), die uns als Lebewesen definiert. Die Beschaffenheit dieser Lebensenergie bestimmt das Wohlbefinden beziehungsweise die Krankheit.[163] Der Mensch nimmt Energie auf, verbraucht Energie und gibt Energie ab. In einem gesunden Organismus sind diese Vorgänge harmonisch aufeinander abgestimmt. So arbeiten zahlreiche Gesundheitssysteme und entsprechende Therapien am beziehungsweise mit dem Energiekörper. Vor allem asiatische traditionelle medizinische Systeme orientieren sich am Energiefluss, dessen Harmonisierung das Ziel jeglicher Therapie darstellt. Wir finden also unter den

163 Vgl. Lundberg, Die heilende Kraft des Shiatsu, S. 6

Körpertherapien wie dem japanischen Shiatsu, dem chinesischen Tuina oder dem thailändischen Nuad viele Jahrhunderte alte Methoden, die sich am Wissen über den Verlauf und die Beeinflussung von Energie im Körper auszeichnen. (Nähere Informationen über die genannten Methoden finden Sie in Kapitel 7.)

Zum anderen gibt es eine Vielzahl weiterer Methoden, die ebenfalls auf den Energiekörper abzielen. Hier können Klangschalen, Düfte oder Steine zum Einsatz kommen. Das Spektrum ist sehr umfangreich und umfasst auch Reiki, eine Form der Energieübertragung über die Hände. Ich möchte an dieser Stelle auch schamanische Arbeit erwähnen, welche auf einem spezialisierten Wissen und umfassender Erfahrung über Energien beruht.

UNSER ENERGIEFELD

Menschen, Tiere, alles Lebende kann man als Energie-Wesen sehen und beschreiben. Jedes Lebewesen setzt sich aus einem dynamischen System von Energie- und Informationsfeldern, die sich untereinander beeinflussen, gegenseitig durchdringen und in Wechselbeziehungen zueinanderstehen, zusammen. Gedanken, Gefühle und Handlungen bedeuten aus energetischer Sicht ständige Veränderungen von energetischen Feldern. Es besteht eine Wechselwirkung zwischen differenzierten Energiefeldern, innerhalb derer unser Geist, unsere Gefühle und unser Körper als Einheit funktionieren.[164] Hellsichtige Personen beschreiben das menschliche Energiefeld als farbige Schichten.[165]

Der deutsche Psychologe und Autor Robert Betz erklärt den Energiekörper so: „Unser physischer Körper könnte allein gar nicht funktionieren, wäre da nicht ein zweiter, nicht-physischer, feinstofflicher Körper (im Gegensatz zum grobstofflichen materiellen Körper), in dem unsere mentalen und emotionalen Energien fließen und gespeichert werden. Unser physischer Körper nährt sich nicht nur über unsere Speisen und Getränke, sondern mindestens im selben Maße, eher jedoch noch mehr, an diesen nicht-physischen Energien [...].

164 Vgl. Ambika Wauters, Chakren verstehen, S. 12
165 Quelle: https://reiki-consultas.net/wissen/die-aura-das-menschliche-energiefeld/

Dieser feinstoffliche Körper ist ein Schwingungskörper und wird von seinem Träger durch dessen Gedanken, Gefühle und die Qualität seiner Beziehungen zu sich selbst und zum Leben in einen hochschwingenden Zustand versetzt [...]. Oder der Körper wird belastet und beschwert durch Einstellungen und Verhaltensweisen der Unliebe, durch unser Jammern, Klagen, Ablehnen, Verurteilen und das Unterdrücken unserer Gefühle."[166]

Unterschiedliche Schulen vertreten verschiedene Ansätze, wie unser Energiefeld aufgebaut ist. Dieses besteht aus verschiedenen (Aura-)Schichten oder Energiekörpern, die jeweils unterschiedlichen Themen zugeordnet sind. Es gibt eine Übereinstimmung hinsichtlich folgender Ebenen: Die körperliche Ebene als die dichteste Energieform wird die physische Ebene genannt, danach kommt die ätherische Ebene, darauf folgend die emotionale Ebene, die mentale Ebene, die astrale Ebene und schließlich die spirituelle Ebene. Es gibt auch Vorstellungen, dass unser Energiefeld aus bis zu vierzehn Ebenen oder Energiekörpern besteht.

Insbesondere unser Emotionalkörper weist häufig Dysbalancen auf. Die meisten von uns befinden sich nur selten in einem Zustand emotionaler Ausgeglichenheit. Ein ungehindertes, lebendiges Fließen unserer emotionalen Kraft ist eher die Ausnahme als die Norm. Dies spiegelt sich in unserem Emotionalkörper wider. Sensitive Menschen können dies wahrnehmen, entweder durch das Sehen der Aura oder durch Fühlen. „Der Emotionalkörper, so wie wir ihn verstehen, befindet sich in unserem Körper und gleichzeitig umgibt er ihn. [...] Wir gehen davon aus, dass jeder Mensch von einem individuellen Kraftfeld umgeben ist, in dem er seine Empfindungen und Emotionen gespeichert hat", so Lübcke und Söller, die Entwicklerinnen der Emotional-Körper-Therapie.[167] (siehe Seite 153)

Verschiedene Therapieformen setzen am Emotionalkörper an und versuchen, diesen zu harmonisieren und uns so zu größerer Kraft und Ruhe zu verhelfen. Dies ermöglicht oft eine Reduktion von körperlichen Beschwerden beziehungsweise Schmerzen. Zu diesen Therapieformen gehören unter anderem Reiki und die EmotionalKörper-Therapie.

166 Robert Betz, Ja zum Leben, in: Pulsar, S. 20
167 Lübcke/Söller, EmotionalKörper-Therapie, S. 22

Im Folgenden gehe ich auf die Traditionelle Chinesische Medizin und deren Sicht auf den Nacken näher ein, um ein erweitertes Verständnis des energetischen Blickwinkels zu begründen.

NACKEN-/SCHULTERBESCHWERDEN AUS SICHT DER TRADITIONELLEN CHINESISCHEN MEDIZIN (TCM)[168]

EINFÜHRUNG IN DIE TCM

Die TCM ist ein jahrtausendealtes, wissenschaftlich anerkanntes Heilsystem, in dem nach ganzheitlichen Gesichtspunkten behandelt wird. Vor allem die Krankheitsprophylaxe und die Gesunderhaltung des Patienten beziehungsweise der Patientin haben größte Bedeutung.
Zu den diagnostischen Methoden zählen ausführliche Befragung, Zungen- und Pulsdiagnose. Neben Akupunktur und Ernährung im Einklang mit den Jahreszeiten ist die Pharmakologie – es werden Pflanzen, Mineralien und Tierprodukte verwendet – die wichtigste Therapieform.[169] Die TCM berücksichtigt als ganzheitliches medizinisches System eine Reihe von möglichen Einflussfaktoren wie Umweltfaktoren, soziales Umfeld, physische und psychische Einflüsse.

Weiterführende Info:
Unter die relevanten Umweltfaktoren fallen beispielsweise Hitze oder Kälte, die einen negativen Einfluss auf die Meridiane, besonders im Nackenbereich, haben können. Außerdem können sich Unfälle, etwa ein Schleudertrauma, auf den Nacken auswirken.
Zu den emotionalen Faktoren, welche zu Nackenbeschwerden führen können, zählen Angst, Zorn, Wut, Sturheit und Hochmut. Traumata können sich im Nacken manifestieren und chronische Beschwerden wie Migräne auslösen. Auch bei Schilddrüsenproblemen können manchmal Zusammenhänge zu vergangenen Traumata gefunden werden.

168 Dieses Kapitel kam dankenswerter Weise unter anderem durch ein Interview mit Frau Margit Reisenhofer zustande. Frau Dipl.MTF Reisenhofer ist TCM-Therapeutin und leitet die TCM-Abteilung einer Wiener Apotheke.
169 http://www.apoweinberg.at

Manchmal führen Narben, die quer über den Körper verlaufen, wie zum Beispiel nach Schilddrüsenoperationen oder Kaiserschnitten, zu Unterbrechungen im Energiefluss. Mittels Narbenbehandlung kann dies behoben und der betroffene Körperbereich wieder gekräftigt werden.

Durch das umfassende System der fünf Elemente (Feuer, Erde, Metall, Wasser und Holz) können weitreichende Zusammenhänge gefunden werden. Es gibt auch eine Zuordnung der einzelnen Muskeln zu den Meridianen. Auf diese Weise kann für individuelle Beschwerden eine sehr spezifische Therapie entwickelt werden.

Die TCM wendet Heilverfahren wie Massage, Akupunktur sowie Kräuterzubereitungen an, um gestaute Energie wieder in Fluss zu bringen. Der Gesunderhaltung wird ein großer Stellenwert beigemessen, da ein durchgängiger Energiefluss das Immunsystem und die Lebenskraft stärkt. Dies wird unter anderem mittels Bewegungslehren wie Taiji oder Qi Gong unterstützt. Bei manchen Störungen wird Familientherapie empfohlen, auch der künstlerische Ausdruck kann bei bestimmten Schwächen im Meridiansystem das Mittel der Wahl sein. Astrologie oder das I Ging können ebenfalls als Ressourcen herangezogen werden.

DER NACKEN AUS SICHT DER TCM

Wie bereits angesprochen, stellt der Bereich des Nackens eine mögliche Störungszone dar. Wir haben es hier aus Sicht der TCM mit einer regionalen Verdichtung der Meridiane zu tun. Da die meisten Hauptmeridiane durch den Hals beziehungsweise Nacken fließen, können Auswirkungen infolge einer Minderversorgung den ganzen Körper betreffen.

Dr. Günther Malek, Arzt im Zentrum für Integrative Medizin in Wien, meint zu den Stärken der TCM: „Vor allem bei chronischen Schmerzpatienten versuchen wir, alle Dimensionen des Schmerzes zu erfassen. Oft werden in der konventionellen Medizin Zusammenhänge vernachlässigt. Zum Beispiel kann ein chronischer Nackenschmerz auch mit Verdauungsproblemen zusammenhängen.“[170]

170 Günther Malek, im KURIER, Themenwoche Schmerz, vom 8.4.2017

Nähere Zusammenhänge erschließen sich aus einer eingehenderen Betrachtung der Meridiane in der TCM. Hier begegnen uns verschiedene körperliche und psychische Themen, welche wir mit unseren eigenen Erfahrungen abstimmen können. Durch den Verlauf der meisten Hauptmeridiane durch den Nacken beziehungsweise Hals, können alle im Folgenden genannten Themen Einfluss auf unsere Beschwerden nehmen.

ENERGIELEITBAHNEN/MERIDIANE

Die Energieleitbahnen überziehen den ganzen Körper mit einem unsichtbaren Kanalsystem, in welchem Qi – in der TCM unsere Lebensenergie – transportiert wird. Dieses Energieleitbahnsystem ist vergleichbar mit dem Blutgefäßsystem. Die Hauptleitbahnen und ein feines Netz kleinerer Leitbahnen versorgen den Körper von Kopf bis Fuß und rund um die Uhr mit Qi. In der Traditionellen Chinesischen Medizin werden diese Energieleitbahnen Meridiane genannt. Die TCM kennt zwölf Hauptmeridiane. Auf diesen Bahnen befinden sich die Akupunkturpunkte, welche ebenfalls seit Jahrtausenden bekannt sind und mit deren Aktivierung mittels Akupressur, Nadel oder Metallstab tiefgreifende Wirkung erzielt werden kann. Abstreifen, Massieren und Klopfen entlang der Meridiane stellen weitere TCM-Methoden dar.

Die Hauptmeridiane sind zwar nach Organen benannt, versorgen aber keineswegs nur das entsprechende Organ. Es gibt jeweils auch Bezüge zu anderen Organen beziehungsweise zu Qualitäten wie Körpergewebe oder Emotionen. Ich gehe im Folgenden auf einige Meridiane näher ein. Diese Vertiefung ist für diejenigen LeserInnen gedacht, die sich detaillierter mit den verschiedenen Energiebahnen, deren Themen und Empfehlungen befassen möchten. Dieser Abschnitt bietet unter anderem auch einen Streifzug durch unsere Organe und deren Tätigkeit.

Magen-Meridian

Der Magen ist für Aufnahme und Verarbeitung zuständig. Vieles, was wir an Energien aufnehmen, geht durch den Magen. Auch Gefühle, Erlebnisse, Wissen und Erfahrungen müssen verarbeitet werden. Wir reagieren oft mit dem Magen, wenn wir eine Person oder eine Information nicht „verdauen" können. Druck, Hetze und Anspannung setzen dem Magen zu, auch die Informationsflut, die über die verschiedenen Medien auf uns einströmt, kann unsere

Verarbeitungsfähigkeit überfordern. Zu viel Grübeln und Druck durch belastende Gedanken verlangsamen den Energiefluss, die Verdauung und den Stoffwechsel. Belastungen durch Konflikte im Alltag beziehungsweise durch Stress können sich auf den Magen schlagen. Neben Übelkeit und Erbrechen können auch Kopfschmerzen Symptome des Magen-Meridians darstellen. Hilfreich für den Magen-Meridian ist ein bewusstes Genießen der Mahlzeiten. Auch ein maßvoller Umgang mit Information und Medien und das Erlernen von Entspannungstechniken wirken sich günstig bei Problemen des Magen-Meridians aus.[171]

Milz-Meridian

Die Milz ist ein in den Blutkreislauf eingeschaltetes Organ des lymphatischen Systems[172], nach der TCM sind ihre Hauptaufgaben die Transformation und der Transport. Sie befördert die Nährenergie zu den Organen, Muskeln und Gliedern, zu Herz und Lunge. Milz-Energie „hält das Blut in den Gefäßen und die Organe an ihrem Platz".[173]

In der chinesischen Medizin kennzeichnet vor allem der Stoffwechsel die Aufgabe der Milz. Dies beschränkt sich nicht auf die Umwandlung der physischen Nahrung, sondern umfasst auch die Energien, die wir mit Geist und Seele aufnehmen. Probleme können daher sowohl mit einer Überlastung unserer Essgewohnheiten, als auch mit der Informationsflut, die unsere Kultur kennzeichnet, in Zusammenhang stehen. Anzeichen einer Milz-Meridian-Schwäche können Unverträglichkeiten, Verdauungsbeschwerden, Erschöpfung sowie Krampfadern und Beschwerden der Geschlechts- und Fortpflanzungsorgane darstellen. Auf psychischer Ebene treffen wir hier oft eine Überforderung mit eigenen Problemen und denen anderer sowie eine Neigung zum Grübeln an.[174]

Dünndarm-Meridian

Der Dünndarm nimmt die festen und flüssigen Nahrungsstoffe aus dem Magen auf, trennt und absorbiert den verwertbaren Teil zur Weiterverteilung. Die Aufgabe dieses Meridians besteht darin, aufzunehmen, zu trennen, zu

171 Vgl. Hemm/Noll, Die Organuhr, S. 63f.
172 Quelle: https://de.wikipedia.org/wiki/Milz
173 Paul Lundberg, Die heilende Kraft des Shiatsu, S. 89
174 Vgl. Hemm/Noll, Die Organuhr, S. 69f.

absorbieren und zu transformieren. Es gibt eine Verbindung zum Herzen, daher verhilft eine ausgewogene Dünndarm-Energie zu einem klaren Geist, der gute Ideen erkennt und aufnimmt.[175]

Der Dünndarm gilt als der „große Sortierer", der uns hilft, Wichtiges von Unwichtigem zu trennen. Wenn wir nicht mit Bedacht entscheiden, wieviel wir wovon zu uns nehmen, überlasten wir womöglich unseren Dünndarm in seiner Sortierarbeit und Körper und Geist bekommen keine adäquate Nahrung. Eine Schwäche des Meridians äußert sich oft in Durchfall, Blähungen, Mattigkeit oder überdrehter Rastlosigkeit, allgemeiner Lust- und Freudlosigkeit, dem Gefühl von Leere und emotionaler Kälte. Symptome können sich zudem in Schmerzen und Steifheit in Handgelenk, Ellbogen, Schulterblattbereich oder Nacken, Ohrenschmerz und entzündeten, geröteten Augen zeigen. Auf psychischer Ebene ist häufig Entscheidungsschwäche anzutreffen.[176]

Blasen-Meridian

Die Harnblase ist ein Teil des Harntrakts und bildet einen Zwischenspeicher für Urin, den sie ausscheidet und so den Nieren bei der Wasserregulation hilft. Darüber hinaus hat der Blasen-Meridian eine die anderen Organe unterstützende Funktion und steht mit dem Gehirn in Verbindung. Dadurch hilft er laut TCM, Intelligenz in die Funktionen des Nervensystems zu integrieren. Wie die Niere hat auch die Blase eine wichtige Bedeutung für unser Ich-Gefühl. Als solches bietet sie eine Basis für Selbstsicherheit. Fehlt diese, weil wir uns zu sehr auf unsere Schwächen konzentrieren und unsere Stärken zu wenig würdigen, kann sich dies in Rückenschmerzen äußern. Diese können den ganzen Rücken betreffen, vom Bereich der Lendenwirbelsäule bis zum Nacken.[177]

Eine Disharmonie im Meridian kann sich darüber hinaus sowohl im Urogenital-Bereich äußern als auch in innerer Unruhe, Eifersucht, Misstrauen sowie mangelndem Selbstbewusstsein.[178] Auch Druck, den wir uns durch unsere eigenen Anforderungen selbst machen, sowie Stress schwächen den Blasen-Meridian.[179]

175 Vgl. Paul Lundberg, Die heilende Kraft des Shiatsu, S. 107
176 Vgl. Hemm/Noll, Die Organuhr, S. 81f.
177 Vgl. Hemm/Noll, Die Organuhr, S. 87f.
178 Vgl. Paul Lundberg, Die heilende Kraft des Shiatsu, S. 110
179 Quelle: Margit Reisenhofer

Nieren-Meridian

Die beiden Nieren sind mit der Ausscheidung des Harns am Stoffwechsel beteiligt. Über ihre Regulationsfunktion beeinflussen die Nieren unter anderem den Blutdruck und den Säure-Basen-Haushalt.

Aus Sicht der TCM ist die Nieren-Energie das Fundament unseres Lebens. Sie bildet die Basis unserer Konstitution und kontrolliert Energie und Substanz im Körper. In den Nieren wird Energie gespeichert, somit bildet Nieren-Energie das Fundament für körperliches Wachstum, Entwicklung und Reife.

Erschöpfung, Rastlosigkeit, Schlafstörungen, unerfüllter Kinderwunsch, Tinnitus, neurologische Probleme sowie Rücken- und Knochenschmerzen können Probleme mit dem Nieren-Meridian anzeigen.[180] Auch Schilddrüsenprobleme können in Zusammenhang mit dem Nieren-Meridian stehen.

Auf psychischer Ebene können Themen wie Unsicherheit, Ängste und Panikattacken anzutreffen sein. Der Nieren-Meridian wird auch Beziehungs-Meridian genannt, da bei Beziehungsproblemen eine Tendenz zu Nieren- beziehungsweise Schilddrüsenbeschwerden festgestellt wird.

Die Nieren-Energie wird vor allem durch Verausgabung erschöpft, also gilt hier besonders, die Lebensgewohnheiten zu überprüfen und allenfalls Prioritäten neu zu setzen.

Gallenblasen-Meridian

Die Gallenblase speichert Galle, die bei der Verdauung, speziell jener von Fetten, hilft, und sondert sie ab. Schmerzen unter den Rippen, Übelkeit und Erbrechen, aber auch Schläfenkopfschmerz, Steifheit oder Schmerzen in Kiefer, Schultern, Rippen, Knie- und Fußgelenken können Probleme mit dem Gallenblasen-Meridian anzeigen.[181] Hexenschuss, Schulterverspannungen und Migräne werden hauptsächlich mit dem Gallenblasen-Meridian in Zusammenhang gebracht. Auf psychischer Ebene finden wir hier sowohl Übermut als auch Mutlosigkeit, Entscheidungsprobleme und Ungeduld.[182] Die TCM bezeichnet die Galle als den Taktgeber im Körper, ihre Qualität ist das rechte

180 Vgl. Hemm/Noll, Die Organuhr, S. 94
181 Vgl. Paul Lundberg, Die heilende Kraft des Shiatsu, S. 136
182 Vgl. Hemm/Noll, Die Organuhr, S. 112

Tun zur rechten Zeit. Es geht hier auch um die Fähigkeit, Entscheidungen zu treffen. Mut und Struktur sind wichtige Eigenschaften, die mit diesem Meridian in Zusammenhang gebracht werden.
Der Volksmund ordnet der Galle Wut und Aggressivität zu. So finden wir hier auch Themen wie Wut, Zorn und Aggression und zwar sowohl in unterdrückter wie auch in überschießender Ausprägung.[183]

Leber-Meridian
Die Leber ist unser zentrales Stoffwechselorgan, unsere größte Drüse und unter anderem für Abbau und Ausscheidung von Stoffwechselprodukten, also für die Entgiftung verantwortlich.

In der TCM wird der Leber eine zentrale Position zugeordnet: Sie sorgt dafür, dass alle Funktionen im Körper gleichmäßig, kräftig und ruhig verlaufen. Sie ist sozusagen der „General" unter den Organen. Daher können Probleme des Leber-Meridians auch vielfältige Formen annehmen. Bauchkrämpfe, Muskelzucken, Spannungskopfschmerzen und Schwindelgefühle sowie Bluthochdruck, Myome oder Autoimmunerkrankungen können mit dem Leber-Meridian zusammenhängen. Auf psychischer Ebene treten häufig Ungeduld, Gereiztheit, Neigung zu Wutausbrüchen, Frustrationsgefühle und selbstschädigendes Verhalten wie Alkoholmissbrauch auf. In der TCM wird auch eine Verbindung zwischen den Augen und dem Leber-Meridian hergestellt.

Neben Alkohol führt auch eine häufige Medikamenteneinnahme zu einer erhöhten Belastung des Leber-Meridians. Dauernde Anspannung oder unterdrückte Wut können unsere Leber über Gebühr beanspruchen, wodurch sowohl der Stoffwechsel als auch das Immunsystem beeinträchtigt werden. Aus energetischer Sicht richten wir bei Autoimmunerkrankungen unsere Wut und unsere Aggressionen gegen uns selbst.

Bewegung und Entspannung unterstützen unsere Fähigkeit zu einer erholsamen Nachtruhe. Dadurch kann unser Körper durch die Arbeit der Leber regenerieren. Ausgewogene Leber-Energie verhilft uns zu einem gesunden Maß an Tatendrang und Kreativität.[184]

183 Quelle: Margit Reisenhofer
184 Vgl. Hemm/Noll, Die Organuhr, S 116f.

Lungen-Meridian
Die Lunge nimmt Energie aus der Luft auf. Sie empfängt, transformiert und verteilt Qi im Körper. Sie kontrolliert die Haut und stellt ihr Energie zur Abwehr zur Verfügung. Sie verteilt die Energie über die Meridiane zur Ernährung und Energieversorgung aller Teile und leitet überschüssiges Qi an die Nieren weiter, die dieses speichern.

Schwache Lungenenergie führt zu einer geringeren Widerstandskraft der Haut, wodurch wir anfälliger für Infekte sind.[185] Emotionale Themen des Lungen-Meridians sind Abgrenzen, Festhalten und Loslassen.[186] Häufig ist hier unverarbeitete Trauer als Ursache für Beschwerden zu finden.[187]

Dickdarm-Meridian
Der Dickdarm nimmt die Nahrungs- und Getränkereste des Dünndarms auf, absorbiert Flüssigkeit und scheidet Abfallstoffe aus. Er kann durch falsche Ernährung, Schwäche oder Ärger aus dem Gleichgewicht geraten. Aufgrund des Verlaufes des Dickdarm-Meridians können auch Schulterschmerzen und Tennisellbogen, eine chronisch verstopfte Nase oder Zahnschmerzen mit Störungen des Meridians zusammenhängen.[188]

Der Dickdarm-Meridian endet an der Nase und hilft bei der Regulierung der Atmung. Allergien können mit einem geschwächten Meridian verbunden sein. Es gibt auch eine energetische Verbindung zur Haut. Emotionale Themen sind Ärger, Stress, Kontrolle, Loslassen. Eine Reinigung des Dickdarm-Meridians kann eine Erleichterung bei Nacken-Verspannungen bewirken. Regelmäßige Bewegung, gesunde, ausgewogene Ernährung und Atemübungen sind bei Problemen im Dickdarm-Meridian hilfreich.

Ein weiteres energetisches Konzept kommt durch die sogenannten Chakren zum Ausdruck und bietet weitere Erklärungen für den Bereich des Nackens.

185 Vgl. Paul Lundberg, Die heilende Kraft des Shiatsu, S. 84
186 Vgl. Hemm/Noll, Die Organuhr, S. 51
187 Quelle: Margit Reisenhofer
188 Vgl. Paul Lundberg, Die heilende Kraft des Shiatsu, S. 85

CHAKREN

Vor allem in der indischen Tradition und im Besonderen im Kundalini-Yoga wird im Zusammenhang mit dem menschlichen Energiefeld von den Chakren (oder auch Chakras) gesprochen.[189] Diese bezeichnen energetische Wirbel, die als Kraftzentren großen Einfluss auf unsere physische und psychische Gesundheit nehmen. Es gibt sieben Hauptchakren und zahlreiche Nebenchakren. Die feinstofflichen Energiekanäle, die im ganzen Körper verteilt sind und unter anderem die Chakren verbinden, werden in der indischen Tradition Nadis genannt. Die Chakren sind Aufnahmeorgane für den feinstofflichen kosmischen Lebensstrom Prana.

Der Atemlehrer Johannes Walter erklärt Chakren in folgender Weise: „Sie gelten als Kraftquellen und Kraftzentren im weitesten Sinne, und zwar sowohl auf der physio/psychischen Ebene als auch auf der Seelen- und Geistebene. Die Chakras werden als Räder mit unterschiedlicher Anzahl von Speichen oder als Lotosblüten mit variierender Zahl von Blütenblättern dargestellt. Das Sanskritwort Chakra bedeutet Rad, in alten tamilischen Texten auch soviel wie ‚aufsteigender Wirbel´. Beides wird mit der Vorstellung von kreisenden Bewegungen verbunden."[190]

Die Chakren befinden sich im ätherischen Körper, welcher direkt an unseren physischen Körper grenzt. Sie sind daran beteiligt, die Hormondrüsen der physischen Ebene zu regulieren.

Robert Betz sagt: „Durch diese Chakren empfangen wir ständig Energie aus Mutter Erde und dem Kosmos, so dass jeder Energiemangel oder chronische Erschöpfung völlig unnatürlich ist. Jedes dieser Hauptchakren ist unmittelbar mit einer unserer Drüsen verbunden. Fließt die Energie in diesen Chakren nicht so, wie sie das tun will, wird eine unserer Drüsen in ihrer Funktion beeinträchtigt."[191]

Es gibt im Besonderen zwei Chakren, die uns für unser Thema besonders interessieren, und zwar das Herz-Chakra und das Kehl-Chakra. Auf diese bei-

189 Vgl. Johannes Walter, Chakraerfahrung, S. 10
190 ebenda, S. 41
191 Robert Betz, Ja zum Leben, in: Pulsar, S. 21

den werde ich im Folgenden näher eingehen, obgleich ich die Beschäftigung mit allen sieben Hauptchakren sehr empfehlen kann.

HERZ-CHAKRA

Das Herz-Chakra ist das vierte Chakra. Es befindet sich, wie der Name vermuten lässt, auf der Höhe unseres Herzens, an der Wirbelsäule in Höhe der Brustbeinmitte.

Es nimmt durch den mittleren Platz in der Chakren-Reihe eine besondere Stellung ein. Es gilt als das Zentrum des Ausgleichs zwischen den drei oberen Zentren, die für die geistigen Kräfte stehen, und den drei unteren, die die mehr stoffgebundenen Kräfte tragen. Das Herz-Chakra ist der Ort der Gefühlsenergie. „Fühlen heißt sich öffnen, sich weit machen, hinspüren, zulassen. Der Brustbereich repräsentiert Weite, hier kann die Trauer Raum erhalten, hier hat die Sehnsucht und Traurigkeit ihren Ort, aber auch Sympathie, Zuneigung, Freude und Glücksgefühle. Unsere Fähigkeit mitzufühlen mit anderen Menschen und anderen Wesen geht von hier aus, das Herz steht als Symbol dafür", so Johannes Walter.[192]

Das Herz-Chakra ist neben der Bedeutung als Zentrum der Liebe auch Zentrum der Heilung, von hier geht Heilung und Heilwerden im umfassenden Sinne aus. Auf der physischen Ebene beeinflusst das Herz-Chakra unter anderem unser Immunsystem.

Eines der Themen des Herz-Chakras ist Kontakt, wir Menschen sind als soziale Wesen auf Kontakt und Berührung angewiesen. Unsere Haut und unsere Lunge stehen daher in Beziehung mit diesem Chakra. Wir sind einerseits durch unseren Austausch mit dem Außen verletzlich, andererseits empfänglich für Anregung und liebevolle Berührung, die unser Wachstum und unser Wohlbefinden in hohem Maße fördern können. Oft tragen wir, verborgen in unserem Herzen, eine tiefe Sehnsucht nach Offenheit, Begegnung und Kontakt in uns.

Unsere Lunge und damit auch unser Atem symbolisieren den Raum, den wir uns selbst nehmen. Wieviel Weite erlauben wir in unserem Brustkorb? Wieviel

192 Johannes Walter, Chakraerfahrung, S. 187

Intensität im Erfahren und Erleben? Mit unserem Atem können wir Einfluss auf unsere Konzentration, unsere Emotionen und unser Wohlbefinden nehmen.

Inneres Wachstum und Heilung helfen, uns auf unseren Herzensweg zu führen. Auch dieser ist Thema des Herz-Chakras. Welches Talent wollen wir in die Welt tragen? Welche Gabe weiterentwickeln? Welchen Auftrag, welche Berufung verspüren wir? Haben wir den Mut, diesem Ruf zu folgen?
Das Herz-Chakra führt uns damit auch auf unseren spirituellen Weg. Wir sehnen uns nach Einheit, mit fortschreitender Heilung werden wir uns mehr und mehr der Verbundenheit in Liebe bewusst. Die Herzensenergie vermag, uns aus der Dualität zu befreien und uns Einheit erfahren zu lassen, indem sie unsere Selbstliebe stärkt und uns damit befähigt, Liebe zu fühlen und zu erkennen.

Aufenthalte in der Natur, Freundschaft, Verständnis, Vergebung, aber auch Phasen der Stille haben sich als hilfreich auf diesem Weg erwiesen.[193]
Beschwerden im Brustraum können mit den Themen des Herz-Chakras in Zusammenhang stehen. Daher wirken Atemmeditationen und andere Übungen mit den Themen des Herz-Chakras oft hilfreich, diese Beschwerden zu lindern.

KEHL-CHAKRA (AUCH HALS-CHAKRA)

Das Kehl-Chakra ist unser fünftes Chakra und befindet sich an der Wirbelsäule in Höhe des Kehlkopfes. Es stellt den Zugang zu höheren spirituellen Ebenen dar, seine Themen sind Kommunikation und Selbstausdruck. Ein kräftiges Kehl-Chakra ermöglicht den Zugang zu subtilen Energien und spiritueller Inspiration.

Das Kehl-Chakra „[...] bringt die Energien aller anderen Chakras nach außen, sowohl zärtliche Gefühle (viertes Chakra), Aggressionen (drittes Chakra), oder Angst (erstes und zweites Chakra), als auch Gedanken und Ideen (sechstes Chakra) und Gebete oder Lobgesänge (siebtes Chakra). Sie alle können aber hier, im Halsbereich auch, buchstäblich ‚abgewürgt´ werden,

193 Vgl. Ambika Wauters, Chakren verstehen, S. 72

was gleichbedeutend ist mit einem Abwürgen unserer Lebendigkeit", so Johannes Walter.[194]

Das Kehl-Chakra umfasst unsere Sinnesorgane Mund und Ohren. Dementsprechend beeinflussen unser Essverhalten, Nikotin-, Alkohol- beziehungsweise Drogenkonsum, Unehrlichkeit, Klatsch, aber auch nicht geäußerte Gefühle wie Angst und Wut den energetischen Zustand dieses Chakras.[195]
Es ist für unsere Entwicklung und anhaltende Gesundheit jedoch unabdingbar, unserer Wahrheit Ausdruck zu verleihen, unsere Integrität zu wahren und unsere Individualität zu achten.

Wir tragen die Verantwortung für unsere verbalen und emotionalen Äußerungen, aber auch dafür, unsere Wahrnehmungen und Erkenntnisse zu teilen und unsere Grenzen zu wahren. Wenn wir angesichts unangemessenen Verhaltens wie einem Überschreiten unserer Grenzen schweigen, schwächen wir unser Kehl-Chakra. Ebenso, wenn wir Personen oder medialen Situationen unser Ohr leihen, die Frustration abladen, ohne Missstände zu beheben, beziehungsweise Klatsch und Lästerei verbreiten. Wenn wir sorgsam mit unseren Sinnen umgehen und gelegentlich der Natur lauschen oder Stille pflegen, steigt unsere Fähigkeit, unsere innere Stimme wahrzunehmen und unserer Intuition zu folgen.

Probleme im Bereich des Kehl-Chakras wie Schilddrüsenprobleme, Asthma, Heiserkeit, Schulter- oder Nackenbeschwerden können auch mit Geheimnissen in Zusammenhang stehen. Gerade im familiären Bereich gibt es viele tabuisierte Bereiche, oft werden Geheimnisse erst Generationen später gelüftet. Sie können den Energiefluss behindern und einer freien Entfaltung im Wege stehen. So ist eine Bearbeitung von Themen wie Schuld sehr lohnend für unseren weiteren Weg.

Unsere Entwicklung erfolgt schrittweise in Einklang mit Selbsterkenntnis und Selbstausdruck. Wenn wir unseren Gaben, Bedürfnissen, Gefühlen und Erkenntnissen keinen angemessenen Ausdruck verleihen, stehen wir unserer Entwicklung und Entfaltung im Wege. Neben den genannten Themen Kom-

194 Johannes Walter, Chakraerfahrung, S. 228f.
195 Vgl. Ambika Wauters, Chakren verstehen, S. 80

munikation, Integrität und Wahrheit stärkt auch die Entwicklung unserer Willenskraft und unserer Kreativität das Kehl-Chakra. Gestalten und Form-Geben im weitesten Sinn begünstigen dessen Entwicklung. Auch Singen und Tönen haben sich im Besonderen als kräftigend erwiesen.

Letztlich kann als großes Thema des Hals-Chakras Selbstermächtigung erfolgen, wenn wir erkennen, dass wir es selbst sind, die vermeintliche Hürden errichten. Wenn wir uns selbst zu unserer wahren Größe ermächtigen, wird der Weg zu den oberen Chakren und damit zu ungeahnter Inspiration und Einheitserfahrung frei.

Brené Brown, die bereits zitierte Schamforscherin, weist darauf hin, dass unsere unausgedrückten Ideen, Meinungen und Talente nicht einfach so verschwinden. Sie nagen, bohren und schmerzen vielmehr im Untergrund und untergraben unseren Selbstwert. Sie meint: „Wir sollten mit einem Warnhinweis geboren werden wie dem, der auf Zigarettenschachteln zu finden ist: Achtung! Wenn du deine Authentizität gegen Sicherheit eintauschst, könnten folgende Symptome auftreten: Beklemmungen, Depressionen, Essstörungen, Süchte, Vorwürfe, Wut, Groll und unerklärliche Traurigkeit."[196]

Das Wichtigste:
Ein Bewusstsein für den eigenen Energiekörper zu entwickeln, fördert auch unsere Körperwahrnehmung. Wir werden sensitiver und können so besser für uns sorgen. Durch Übung kann es gelingen, Einfluss auf den Energiekörper zu nehmen. So können wir möglicherweise feststellen, dass Körperübungen, Entspannung oder meditative Versenkung unsere Energie ausdehnt. Auch Freude, der wir uns bewusst hingeben, vergrößert unseren Energiekörper. Ich stelle fest, dass dies auch Nackenverspannungen und ähnliche Beschwerden positiv beeinflusst. Zusammen mit den Themen, die sich aus der Beschäftigung mit den Meridianen und den Chakren ergeben, erweitert sich so das Repertoire, um Wohlbefinden in Nacken und Schultern zu erhöhen.

Ein weiteres Feld der positiven Einflussnahme auf unser Energiefeld liefert gerade bei Nackenproblemen alles, was uns erdet. Damit ist gemeint, dass

196 Brené Brown, Die Gaben der Unvollkommenheit, S. 97

unsere Energie häufig im oberen Bereich des Körpers gestaut ist. Dies hängt unter anderem mit den Themen zusammen, die ich im Kapitel „Gesellschaftliche Faktoren" ausgeführt habe. Grübelei oder mentale Anspannung führen dazu, dass sich die Energie im Kopfbereich staut, im restlichen Körper jedoch zu wenig vorhanden ist. Daher sind alle Tätigkeiten, bei denen wir entweder unseren ganzen Körper einsetzen – wie zum Beispiel Sport, Haushalts- oder Gartenarbeit – gut geeignet, die Energie im Körper besser zu verteilen. Auch Tätigkeiten, die mit körperlichen Bedürfnissen zu tun haben – wie zum Beispiel Körperpflege, Kochen, Babys versorgen – können erdend wirken, wenn wir sie freudvoll und ohne zeitlichen Druck ausüben. Der Aufenthalt in der Natur oder der Umgang mit Haustieren stellen ebenso verbreitete Möglichkeiten dar, mehr Erdung ins Leben zu bringen. Es gibt auch eine Vielzahl von Körper- und Visualisierungsübungen, die sich bei der Erdung als hilfreich erweisen. Damit kann eine Entlastung der Nackenregion einhergehen.

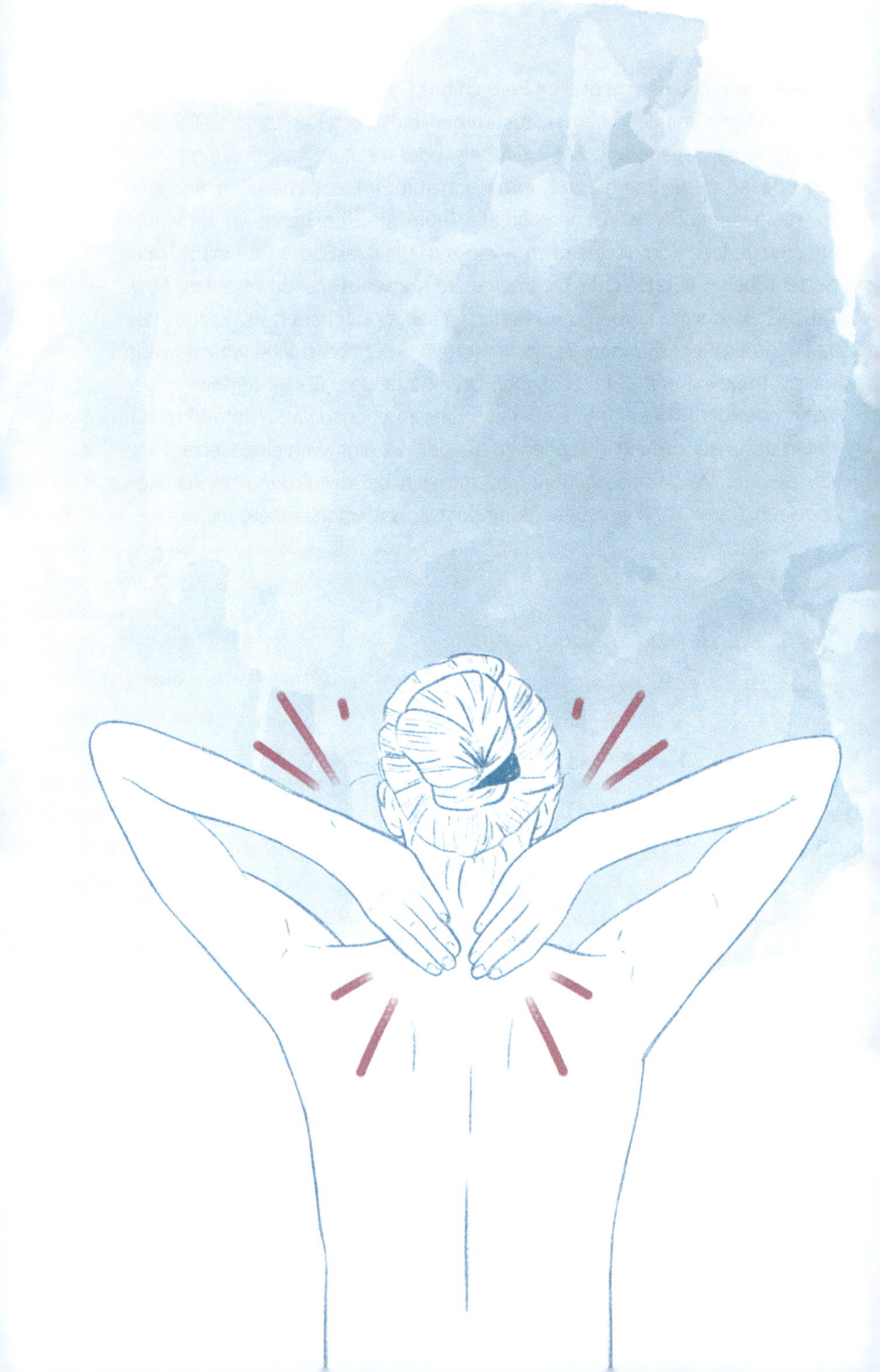

Teil 5

NACKEN UND SPIRITUALITÄT

Wie gelangt das Thema Spiritualität in ein Buch über Nackenprobleme? Wo besteht da ein Zusammenhang?

Ich werde versuchen, diese Verbindung zu erläutern. Sollten Sie mich auf diesem Wegstück nicht begleiten wollen – kein Problem. Blättern Sie gerne weiter zum Kapitel 7 und vertiefen Sie sich gleich in die praktischen Empfehlungen.

Für diejenigen, deren Neugier ich auch hier wecken konnte, möchte ich vorab erklären, was Spiritualität für mich bedeutet. Wie viele andere meiner und der nachfolgenden Generation habe auch ich mich von Religionsgemeinschaften gelöst. Offiziell also „ohne Bekenntnis", betrachte ich mich dennoch als spirituellen Menschen. Dies umfasst einerseits mein Menschen- und Weltbild: Ich bin davon überzeugt, dass wir mehr sind als Körper und Geist, nämlich, dass wir einen unsterblichen Kern in uns tragen, der uns durch eine Vielzahl verschiedener Inkarnationen führt. Zur Erklärung: Ein anderer Begriff für die Vorstellung von Inkarnationen ist Seelenwanderung. Ich glaube also, dass wir (als Seele) oft wiedergeboren werden, um verschiedenste Erfahrungen zu machen und Bewusstheit zu erlangen. Dieses steigende Bewusstsein geht einher mit einer immer größeren Fähigkeit, zu lieben und Liebe, die uns umgibt, zu erkennen.

Zum anderen bedeutet Spiritualität auch praktisch Gelebtes. In meinem Fall drückt sich dies in alltäglichen Ritualen von Gebet, Meditation und dem Pflegen von Verbindung aus. (Für die, die es genau wissen wollen: Ich verbinde mich mit meinem Höheren Selbst und Aufgestiegenen Meistern.) Ich kann darüber sagen, dass mich diese Verbindung stärkt, nährt und damit zu großer innerer Fülle und Kraft beiträgt. Ich stelle auch meine Arbeit mit Menschen in diesen Rahmen. Mit meinen Massagen drücke ich Verbundenheit aus und versuche, den Menschen durch die Qualität der Begegnung etwas von meinem „Spirit“ mitzugeben.

Für mich ist Spiritualität nicht an Religion geknüpft, für andere Menschen sehr wohl. Ich erkenne an, dass jede Antwort auf spirituelle Fragen nach dem Woher oder Wohin berechtigt und richtig ist. Demnach liegt es mir fern, andere Menschen missionieren zu wollen. Ich sehe jedoch eine Notwendigkeit, mein Weltbild zu erläutern, um die nachfolgenden Ausführungen verständlich zu machen. Ich möchte nicht unerwähnt lassen, dass Seele oder Psyche – welche oft synonym verwendet werden – auch nicht-spirituell verstanden werden können. Dann umfasst dieser Begriff das System des menschlichen Wahrnehmens und Denkens.[197] Die im Folgenden besprochenen Aspekte können großteils auch aus psychologischer Sicht betrachtet werden – meine spirituelle Herangehensweise stellt eine mögliche und für mich stimmige dar.

SPIRITUALITÄT UND MEDIZIN

Die moderne Medizin stellt nach und nach fest, dass der spirituelle Aspekt – die Frage nach dem Sinn des Lebens und die Frage nach einer fundamentalen „Zugehörigkeit“ – wesentlich zu unserem Wohlbefinden und damit auch zu Gesundheit und Heilungsprozessen beiträgt.[198] Karl-Heinz Steinmetz, Privatdozent an der Universität in Wien, definiert Spiritualität als Selbsttranszendenz auf ein Letztgültiges hin, mit Relevanz zum Hier und Jetzt. Es geht dabei um Verbundenheit und Sinnstiftung.[199]

Harald Walach, Professor für die Forschungsmethodik komplementärer Medizin und Heilkunde an der Europa-Universität Viadrina in Frankfurt/Oder,

197 Quelle: https://www.gesundheit.gv.at/leben/psyche-seele/gesundheit/einflussfaktoren-psyche
198 Vgl. Manfred Stelzig, Was die Seele glücklich macht, Das Einmaleins der Psychosomatik
199 Karl-Heinz Steinmetz, Spezialist für Medizingeschichte und Spiritualitätsforschung, Vortrag beim Symposium „Spiritualität in der Medizin – Chance oder Zumutung“ zum Thema „Spiritualität? Begriffsbestimmung und provokante Thesen“, 13.-14. November 2015 in Wien

versteht unter Spiritualität die erfahrungsmäßige Bezogenheit eines Menschen auf eine über das Individuum hinausreichende Dimension der Wirklichkeit.[200] Diese Erfahrung kommt durch Innenorientierung zustande und äußert sich im Fühlen, Denken und Handeln. Spiritualität hat als Erfahrungsdimension in Form verschiedener Glaubensrichtungen historisch und kulturell unterschiedlichen Ausdruck gefunden und ist seit jeher auch jenseits von Glaubensrichtungen gelebt worden. Im Kontrast dazu stützt sich Wissenschaft auf Erfahrungen durch Außenorientierung. Im Verlauf der westlichen Geschichte wurden diese beiden Erfahrungsbereiche immer mehr getrennt. Innerhalb der Naturwissenschaften wurden die Erkenntnisse systematisiert und vorangetrieben, was enorme gesellschaftliche Leistungen ermöglichte. In den letzten Jahrhunderten wurde laut Walach jedoch verabsäumt, auch den inneren Erfahrungen Stellenwert einzuräumen. Hier fehlte die methodische, systematische Auseinandersetzung. Laut Walach ist die Innenerfahrung „in den Untergrund gegangen" und fehlt im intellektuellen Diskurs.

Im Zuge der Aufklärung hat die moderne Wissenschaft die dogmatische Macht der Kirche in Frage gestellt und deren gesellschaftlichen Einfluss gebrochen. Die politischen und gesellschaftlichen Veränderungen der letzten Jahrhunderte ermöglichten erst das uns so geläufige Gut der freien Meinungsäußerung. Wir können ungestraft von einer Obrigkeit jede politische, philosophische oder spirituelle Meinung vertreten. Mit der Aufklärung gingen laut Walach aber auch eine Abwertung von Spiritualität und ein Nichtanerkennen von Spiritualität als eine menschliche Grundgegebenheit einher.[201]

„Spiritualität gehört, genauso wie die Erfahrung von Liebe und Trauer, ebenfalls zum Menschen, und wie jene kulturell und historisch unterschiedlichen Ausdruck gefunden haben, findet auch Spiritualität immer wieder neuen und anderen Ausdruck. Und in diesem Sinne ist es sogar die Pflicht der Wissenschaft, diesen Erfahrungsraum in ihren Diskurs zu holen. Gerade in der klinischen Versorgung, die es ja pragmatisch mit der Lösung von Problemen zu tun hat, zeigt sich bei Menschen in schweren Gesundheitskrisen, in palliativen Situationen oder nach Schicksalsschlägen, dass solche Themen auf-

200 Harald Walach, Vortrag beim Symposium „Spiritualität in der Medizin – Chance oder Zumutung" zum Thema „Warum wir Spiritualität in der Wissenschaft und Medizin brauchen", 13.-14. November 2015 in Wien
201 Vortrag Harald Walach

tauchen. Das Ignorieren dieses Phänomens unter Berufung auf eine höchst problematische und veraltete Wissenschaftstheorie positivistischer Prägung wird weder den Menschen noch dem Phänomen gerecht", so Walach bei seinem Vortrag.

Es gibt laut verschiedenen AutorInnen wie etwa der Religionswissenschaftlerin Birgit Heller Anzeichen dafür, dass die moderne Medizin in Ansätzen Spiritualität als Ressource (wieder-)entdeckt.

Weiterführende Info:
Ein Beispiel für eine aktuelle Einbeziehung der ganzheitlichen Betrachtungsweise bietet Spiritual Care. Unter anderem als Folge der Auseinandersetzung mit multikulturellen Gesellschaften ist Spiritual Care als Teil eines neuen ganzheitlichen Konzeptes für (Seel-)Sorge entstanden. Spiritual Care kommt vor allem im Palliativbereich zum Tragen. Bei diesem Konzept gerät der ganze Mensch mit seinem individuellen Lebenslauf in den Blickpunkt. Kennzeichen von Spiritual Care sind die Orientierung am Subjekt, personenzentrierte Pflege, Sinnsuche, Sinngebung, Beziehung und Verbundenheit. Außerdem wird Selbstsorge als wesentliches Kriterium sowohl für Kranke als auch für alle beteiligten ExpertInnen erkannt. Voraussetzung für das Gelingen von Spiritual Care sind Vertrauen, Nähe und Beziehung. Impulse für die derzeit boomende Spiritual Care gehen mittlerweile von allen Professionen aus, die im Gesundheitswesen tätig sind.[202]

Auch die Resilienz-Forschung hat herausgefunden, dass der Glaube an einen höheren Sinn im Leben Menschen darin stärkt, Herausforderungen besser begegnen zu können.[203]

Nicht nur die asiatischen spirituellen Traditionen, sondern auch das Christentum pflegten einen ganzheitlichen Ansatz, der den Körper mit einbezog. Bis ins Mittelalter gab es in Mitteleuropa eine Reihe von medizinischen Ansätzen wie Klostermedizin oder körperliche Übungen, die sich auf ein reiches Wissen um Zusammenhänge stützten. Dieses Wissen umfasste unter anderem

202 Vortrag der Religionswissenschaftlerin Birgit Heller beim Symposium „Spiritualität in der Medizin – Chance oder Zumutung" zum Thema „Spiritual Care: die Wiederentdeckung des „ganzen" Menschen", 13-14. November 2015 in Wien
203 Vgl. Christina Berndt, Resilienz, Das Geheimnis der psychischen Widerstandskraft

die Bereiche Kräutermedizin, Wasseranwendungen und andere natürliche Heilverfahren. Es gibt auch in unserer Zeit noch Spuren dieser Traditionen, zum einen innerhalb klösterlicher Gemeinschaften, die einen wachsenden Markt von Erholungs- und Heilsuchenden bedienen. Im Zusammenhang mit klösterlichem Wissen ist auch die zunehmend wiederentdeckte Traditionelle Europäische Medizin zu sehen. Diese reicht jedoch in ihren Wurzeln bereits drei Jahrtausende in die Vergangenheit, wird also von mehreren historischen Quellen gespeist. Zum anderen bilden die Ordensspitäler einen aus dem heutigen medizinischen Alltag nicht wegzudenkenden Faktor.
In allen religiösen Traditionen wird der Mensch als eine Kombination aus materiellen und seelisch-spirituellen Dimensionen betrachtet. Seelenheil und Heilung von Krankheiten gehören eng zusammen. Aus spiritueller Sicht stellt Krankheit einen Anlass dar, Gewohntes in Frage zu stellen und seinen Platz im Leben zu überprüfen. In diesem Sinne wird Heilung zu einem Transformationsprozess, der zu größerer Tiefe und Verbundenheit führen kann. Menschen in schweren gesundheitlichen Krisen, ob Burn-out, Herzinfarkt oder andere massive Einbrüche der gewohnten Leistungsfähigkeit, stellen sich oft die Frage nach der Sinnhaftigkeit ihres bisherigen Tuns. Damit geht dann häufig eine Neubewertung des Lebens und eine Neuausrichtung auf der Basis dieser neu gewonnenen Werte einher.

Im Folgenden untersuche ich einige Aspekte der Spiritualität, die ich in Zusammenhang mit Nacken- oder Schulterproblemen sehe. Ich habe diese Einsichten vorwiegend eigenen Betrachtungen entnommen.

BEWUSSTSEIN DER VERBINDUNG ODER DER TRENNUNG

Unsere Kultur hat uns auf vielen Ebenen Gefühle und Erfahrungen von Trennung beschert. Divo G. Müller schreibt dazu: „So wie wir die Ratio vom Körper, das Wilde vom Weiblichen getrennt haben – so hat die christliche Ausrichtung des Abendlandes den Körper von der Religion, die Sexualität von der Göttlichkeit getrennt. Der Körper mit seinen Bedürfnissen und seinen sinnlichen Freuden wurde mit Scham belegt und zur Sünde erklärt [...]. Wie sehr sich das Verständnis des Körpers in den sogenannten primitiven Kulturen davon unterscheidet! In Ritualen, Tänzen und Stammesfesten werden Gottheiten immer in inniger Verbindung mit dem Körper zelebriert."[204]

204 Divo G. Müller, Bodybliss, das Glück im Körper finden, S. 31

Viele Menschen haben im Zuge der Technisierung und Individualisierung ein zunehmendes Gefühl von Getrenntsein entwickelt. Sie haben sowohl den religiösen als nach und nach auch den sozialen Rückhalt verloren. Neuere neurobiologische Erkenntnisse weisen darauf hin, dass wir in erster Linie soziale Wesen sind.[205] Wir brauchen von Geburt an Verbindung und Verbundenheit, um emotional, körperlich, spirituell und intellektuell zu wachsen und zu gedeihen.

Brené Brown schreibt über Zugehörigkeit: „Zugehörigkeit ist der angeborene Wunsch des Menschen, Teil von etwas Größerem zu sein. Da diese Sehnsucht so ursprünglich ist, versuchen wir häufig, sie zu erfüllen, indem wir uns anpassen und nach Zustimmung heischen, was nicht nur ein hohler Ersatz für Zugehörigkeit ist, sondern diese häufig sogar verhindert. Da nur dann wahre Zugehörigkeit entstehen kann, wenn wir der Welt unser authentisches, unvollkommenes Selbst zeigen, kann unser Zugehörigkeitsgefühl nie größer sein als der Grad unserer Selbstannahme."[206]

Zugehörigkeit beziehungsweise Verbundenheit entwickeln aus meiner Sicht dann ihre größte Kraft, wenn sie sich nicht ausschließlich auf menschliche Gemeinschaft beziehen. Diese ist für uns essentiell. Wir erfahren jedoch nicht zu jeder Zeit Unterstützung durch unsere Mitmenschen. Außerdem geraten wir in schweren Krisen wie Verlust oder Krankheit in Situationen, wo uns zwar wohlwollende Zuwendung hilft, wir jedoch die Tragweite der Erfahrung mit uns selbst aushandeln müssen. Es liegt dann an uns und unserem Weltbild, wie wir uns selbst mit diesem Erleben betrachten. Kann ich – vielleicht auch mit zeitlichem Abstand – jede Erfahrung als wertvolle Facette menschlichen Lebens sehen? Kann ich auch in größter Not auf äußere und innere Ressourcen zurückgreifen? Oder fühle ich mich allein gelassen, vom Schicksal gestraft? Nicht nur in diesen Fällen macht es einen enormen Unterschied, ob ich mich – trotz aller schmerzhaften Erfahrung – in ein großes Ganzes eingebettet fühle oder nicht. Ich muss nicht alles allein schaffen, mich durch das Leben kämpfen und immer stark sein. Ich kann mich manchmal fallen lassen, mich getragen und aufgehoben fühlen.

205 Vgl. Joachim Bauer, Prinzip Menschlichkeit
206 Brené Brown, Die Gaben der Unvollkommenheit, S. 58f.

Ich bin davon überzeugt, dass in verspannten Schultern und Nacken unter anderem die Annahme steckt, „es allein schaffen zu müssen".

Robert Betz sagt: „Wir sind nicht unser Körper, sondern wir haben einen Körper, um ihn zu genießen und auf freudvolle und liebevolle Weise zu behandeln. Wir sind von Natur aus ein geistiges Wesen, zurzeit für eine kurze Weile unserer ewigen Existenz in diesem Körper auf Mutter Erde. Wir kamen freiwillig hierher um der Erfahrung willen, das heißt, um physische, mentale und vor allem emotionale Erfahrungen hier im Körper zu machen. Wir sind fühlende und mitfühlende Wesen. Und vor allem kamen wir auf die Erde, um hier die Liebe zu leben, die wir von Natur aus sind, in der Verbundenheit mit Mutter Erde und der irdischen Natur, mit unserem Mitmenschen und mit unserer göttlichen Quelle."[207]

IN DIE EIGENE GRÖSSE GEHEN

In die eigene Größe gehen bedeutet nicht, sich über andere Menschen zu erheben. Es meint nicht mehr und nicht weniger, als sich seiner Möglichkeiten bewusst zu werden und diese im Sinne der eigenen Entwicklung und Entfaltung umzusetzen. Es fällt uns erstaunlich schwer, unsere eigene Größe anzunehmen. Wir sind oft sehr verhaftet darin, auf unsere Grenzen und angeblichen Hindernisse zu fokussieren. Die Vorstellung, in die eigene Größe zu gehen, verursacht vielen Menschen Unbehagen. Ist dies doch mit Eigenverantwortung verbunden und mit einem Verzicht auf Schuldzuweisung an andere. Wenn wir unsere Eigenmacht in ihrem ganzen Umfang erkennen, verändert das unser Selbst- und Weltbild. Wir selbst wählen unsere Gedanken, unsere Worte, unsere Gesellschaft, unsere Beschäftigung, unser Ziel, unsere Ausrichtung, unsere Aufrichtung. Wir entscheiden, ob wir bereit sind, uns selbst und anderen zu vergeben, oder ob wir in Widerstand in Form von Schuldzuweisung oder in anderer Form der Verweigerung der Eigenmacht verharren. Viele von uns stehen dem Thema „Macht" mit großer Skepsis gegenüber. Erfahrungen von eigenem oder fremdem Machtmissbrauch aus diesem Leben oder früheren Existenzen werfen oft einen beunruhigenden Schatten auf den Begriff „Macht". Es ist doch um so vieles einfacher, den ausgetretenen Pfad der Schuldzuweisung an Eltern, PartnerIn oder ChefIn zu wählen.

207 Robert Betz, Ja zum Leben, in: Pulsar, S. 22

Viele von uns haben eine religiöse Erziehung erhalten, sei es in der Familie oder im Schulunterricht. Auch wenn man sich im erwachsenen Leben gegen eine religiöse Lebensführung beziehungsweise ein religiös geprägtes Weltbild entscheidet, kann diese Erziehung auf einer unbewussten Ebene nachwirken. Vielfach war in der Erziehung von einem strafenden Gott die Rede, von Verfehlungen, von Sünden. Ich glaube, dass uns unbewusste Spuren eines inneren Gottesbildes prägen und als Inbegriff einer höheren Instanz beeinflussen können. Ist dieses unfreundlich, spielt dies eine Rolle in unserer Identität als Mensch. Vielleicht kann hier eine Aussöhnung hilfreich sein, um die eigene Größe annehmen zu können.

Marianne Williamson schreibt: „Unsere tiefste Angst ist nicht, dass wir unzulänglich, unsere tiefste Angst ist, dass wir über die Maßen machtvoll sind. Es ist unser Licht, vor dem wir am meisten erschrecken, nicht unsere Dunkelheit."[208]

Unser Körper und sein Bedürfnis nach einer offenen, aufrechten Haltung verweisen uns auf das Thema des „In-die-eigene-Größe-Gehens".

KARMISCHE BELASTUNGEN

Das Wort „Karma" bedeutet im Sanskrit „Tat" und „Handeln", wird aber weitreichender gesehen: als geistige oder körperliche Handlung, deren Konsequenzen in einer Kette von Ursache und Wirkung auch in folgende Leben hineinwirken. Jede Handlung, ob aus Absicht, in Wort oder Tat entstanden, bildet eine Frucht, die heranreifen und Auswirkungen haben kann. Zeitpunkt und Art dieser Auswirkungen sind ungewiss. Das Karma bestimmt nicht unbedingt die nächste Handlung, sondern nur das Feld, in das ein Lebewesen gestellt wird.[209]

Der Duden definiert Karma als „die Form der Wiedergeburt eines Menschen bestimmendes Handeln beziehungsweise das durch früheres Handeln bedingte gegenwärtige Schicksal".

208 Marianne Williamson, Rückkehr zur Liebe, S. 201
209 Diese Definition stammt auszugsweise vom bekannten Südtiroler Bergsteiger Reinhold Messner, aufgeschrieben im Museum Ripa in Schloss Bruneck in Südtirol

Jeder Mensch trägt sowohl das Erbe seiner Ahnen und Ahninnen als auch jenes seiner früheren Existenzen in sich. Dieses Erbe findet sich im physischen Körper und in den Energiekörpern und kann jegliches physische, emotionale und mentale Geschehen beeinflussen. Wir übernehmen bei unserer Zeugung dieses Erbe, das Geschenke wie Talente, Fähigkeiten, Errungenschaften, aber auch Bürden wie Ängste, Schuld, Verfehlungen etc. enthält.[210] Es ist möglich, mit Hilfe von spirituellen beziehungsweise schamanistischen Techniken wie Aufstellungsarbeit, Zeremonien, Clearing oder Heilarbeit Zugang zu diesem Erbe zu bekommen. Dadurch können wir einschränkende Verbindungen lösen beziehungsweise uns bewusst Unterstützung holen. Wenn wir mit unseren Ahnen und Ahninnen nicht nur ausgesöhnt sind, sondern diesen auch Wertschätzung und Dankbarkeit entgegenbringen – wie das in vielen Kulturen einen wichtigen Teil gelebter Spiritualität darstellt –, haben wir uns mächtige Ressourcen erschlossen und vielleicht eine Last von unseren Schultern oder unserem Nacken entfernt.

In vielen Existenzen kamen und kommen Menschen gewaltsam zu Tode. Der Nacken spielt dabei eine besondere Rolle. So haben viele tödliche Gewaltfälle mit einem Abtrennen des Kopfes, Erwürgen oder Aufhängen zu tun. Diese karmischen Erfahrungen sind fortan in unserem Energiefeld gespeichert und können einen Aspekt unserer aktuellen Beschwerden darstellen. Auch stellt der Nacken einen Schauplatz dar, der mit Schuldgefühlen zu tun hat. Daher wird bei spiritueller Arbeit besonderes Augenmerk auf Vergebung, und zwar sowohl anderen Menschen als auch sich selbst gegenüber, gelegt.

DIE KRAFT DER VERGEBUNG

C. G. Jung, der Schweizer Psychiater und Begründer der Analytischen Psychologie, sagte über die Vergebung, dass sie das Aufgeben der Hoffnung auf eine andere Vergangenheit sei. Verletzungen wiegen oft schwer, wir können uns durch das Verhalten anderer ausgenützt, betrogen, gebrochen fühlen. Solche Gefühle erfordern Zuwendung, Heilarbeit, in vielen Fällen Unterstützung.

210 Wir haben im Kapitel „Transgenerationale Traumata" bereits verschiedene Erklärungsmodelle berücksichtigt. Die Vorstellung von karmischen Belastungen stellt ein weiteres Modell dar.

Dennoch ist es für unsere eigene Entwicklung von unschätzbarem Wert, wenn wir es schaffen, weiter zu gehen. Wenn es uns gelingt, den verletzten Teil in uns anzunehmen und zu integrieren und uns von Vorwürfen zu befreien, steht uns ein Mehr an Entfaltung, Lebendigkeit und Freude zur Verfügung. Wir beschränken uns nicht länger selbst, müssen uns niemandem gegenüber verschließen, sondern können unser ganzes Potential leben. Dies fördert unsere Aufrichtung auf allen Ebenen ungemein und ist eine Bedingung für Achtsamkeit. Ohne Vergebung sind wir in der Vergangenheit gefangen und stehen dem Hier und Jetzt nur eingeschränkt zur Verfügung.[211]
Die Holocaust-Überlebende und Trauma-Therapeutin Edith Eva Eger sagt über Vergebung: „Vergebung ist ein Geschenk, das man sich selbst schenkt, indem man einem anderen Menschen nicht erlaubt, dass er sich im eigenen Körper und Kopf breitmacht."[212] Hier findet sich auch die Verbindung zu der körperlichen Ebene.

WEIBLICHE SPIRITUALITÄT[213]

Viele Frauen fühlen sich in den Weltreligionen nicht zufriedenstellend vertreten. Im Christentum und im Judentum ist die Rolle der Frau nach wie vor mit wenig Macht ausgestattet. Höhere Ämter bleiben Frauen verwehrt, immer noch trennt sie eine Zuschreibung von „Unreinheit" von vielen religiösen Zeremonien.

„Der Abwertung des Weiblichen liegt eine über 5000 Jahre alte Geschichte zugrunde, in der die Entheiligung und Degradierung der Natur zur Ware letztlich zum Kapitalismus führten. Die Frau wurde der Natur gleichgesetzt und zum Lustobjekt geformt. Weltweit werden Frauen noch immer sexuell missbraucht, geschändet, gefoltert und ausgebeutet. Von der Urgeschichte bis zum Beginn des Patriarchats waren Frauen in matriarchale Gemeinschaften eingebettet, in denen Sexualität und Spiritualität zusammengehörten, Zyklus und Menstruation einen hohen gesellschaftlichen Stellenwert hatten und die schöpferische, fruchtbare, sexuelle, weibliche Kraft besonders verehrt wurde. Im Patriarchat kam es zu einer Umwertung in enger Zusammenarbeit von

211 Hilfreiche Unterstützung zum Thema Vergebung und Selbstermächtigung bietet das Buch „Ich vergebe, Der Radikale Abschied vom Opferdasein" von Colin C. Tipping
212 Quelle: Artikel über Dr. Edith Eva Eger im KURIER vom 3.3.2018 „Vom Trauma zum Triumph"
213 Wie schon im Kapitel „Soziokulturelle Faktoren" beschränken sich meine Ausführungen hier auf die weibliche Perspektive, da ich mich damit ausführlich beschäftigt habe. Natürlich wäre auch eine Auseinandersetzung mit männlicher Spiritualität im Zusammenhang mit körperlichen Beschwerden lohnend, dies überlasse ich anderen.

Philosophen und ,Kirchenmännern´ [...]. Sie stellten den Logos über den Körper und entwürdigten damit die Leibweisheit der Frau. Sie ordneten den Männern Verstand und Kultur, den Frauen Gefühl und Natur zu. Diese Entwicklung trennte die Spiritualität von der Sexualität und den Kopf vom Körper", so die österreichische Frauenforscherin Gabriele Pröll.[214]

Die Suche nach einer erfüllenden Spiritualität führt viele Frauen in östliche Traditionen. So erleben buddhistische Schulen im Osten und Westen regen Zustrom heilsuchender Frauen. Die Erfahrungen der zahlreichen theoretischen und praktischen Unterweisungen verstärken bei Frauen jedoch oft ein Gefühl des Mangels und der Unvollkommenheit. Einer der Grundsätze des Buddhismus, dass Leben letztlich Leid bedeutet und daher Erlösung erst in der Überwindung des Lebens gefunden werden kann, entspricht nicht dem, was viele Frauen empfinden. Sie tragen in ihrem Körper ein tiefes Wissen von Kraft, Lebendigkeit und zyklischem Wandel. Dieses Wissen ist in vielen spirituellen Kreisen jedoch verpönt und entspricht nicht den edlen Vorstellungen von Transzendenz, welche die Beherrschung und Überwindung des Körpers voraussetzen.
Weibliche Spiritualität sucht eben nicht nach einer Beherrschung und Überwindung des Körpers, sondern nach einem zunehmenden Bewusstsein für all die Erfahrungsnuancen, die uns der Körper ermöglicht, wenn wir uns darauf einlassen. Chameli Ardagh, Gründerin des Netzwerkes „Awakening Women", beschreibt das so: „In den Yogini-Übungen lehnen wir weder den Körper ab, noch versuchen wir, ihn zu kontrollieren, um eine Formlosigkeit zu erreichen. Wir treten in den Körper ein – in das Dichte, in das Fleisch – und durch den Körper verschmelzen wir mit der Quelle. Der Körper nimmt weder eine Trennung von der Luft, die er atmet, vom Essen, das er verdaut, noch von den Milliarden von Mikroben, die in ihm wohnen, wahr. Der Körper erfährt sich selbst als zutiefst, 100% verbunden mit seiner Umgebung. Die Intelligenz des Körpers ist unsere Lehrerin der Ganzheit, der Einheit, nach der wir uns sehnen. Wenn wir unserem Körper wirklich zuhören, entdecken wir, dass Formlosigkeit – die unendliche Seele – nicht abgetrennt von dem ist, wie die Seele Form annimmt. Sie sind ein und dasselbe."[215]

214 Gabriele Pröll, „Du musst nicht kommen – sei einfach da" Weibliche Lust – ein kulturelles Thema, in: Mona Rut, 7 Jahre FRAUENKREISE, S. 112f.
215 Dies ist ein Auszug aus Reden, die Chameli Ardagh auf einem Yogini-Retreat gehalten hat. www.awakening-women.de

Frauen haben sich zu allen Zeiten in Gruppen getroffen, um ihr Wissen auszutauschen, sich zu beraten und oft auch, um Rituale im Dienste der Gemeinschaft durchzuführen. Sie tun dies auch heute, um sich gemeinsam an Heilendes zu erinnern, sei es Naturmedizin in vielfältigen Formen, sei es, um sich gegenseitig zu ermutigen, ihre innewohnende Weisheit zu beleben, dieser zu vertrauen und sich an ihr zu orientieren. Frauengruppen können Frauen dabei unterstützen, ihre Bedürfnisse anzuerkennen und zu formulieren. Sie bieten einen heilsamen Rahmen, in welchem Frauen sich fallenlassen und entspannen können. Hier kann die Erfahrung eines weichen, wohligen, entspannten Körpers geübt werden.

Das Wichtigste:
In meinem Verständnis sind wir immer verbunden, miteinander, mit der Natur, mit anderen Dimensionen. Wenn wir diese Verbindung pflegen und bewusst bekräftigen, gehen wir auf grundlegende menschliche Bedürfnisse ein und können uns besser entspannen. Wir können in die Verbindung hineinsinken und Angst und Anspannung loslassen.

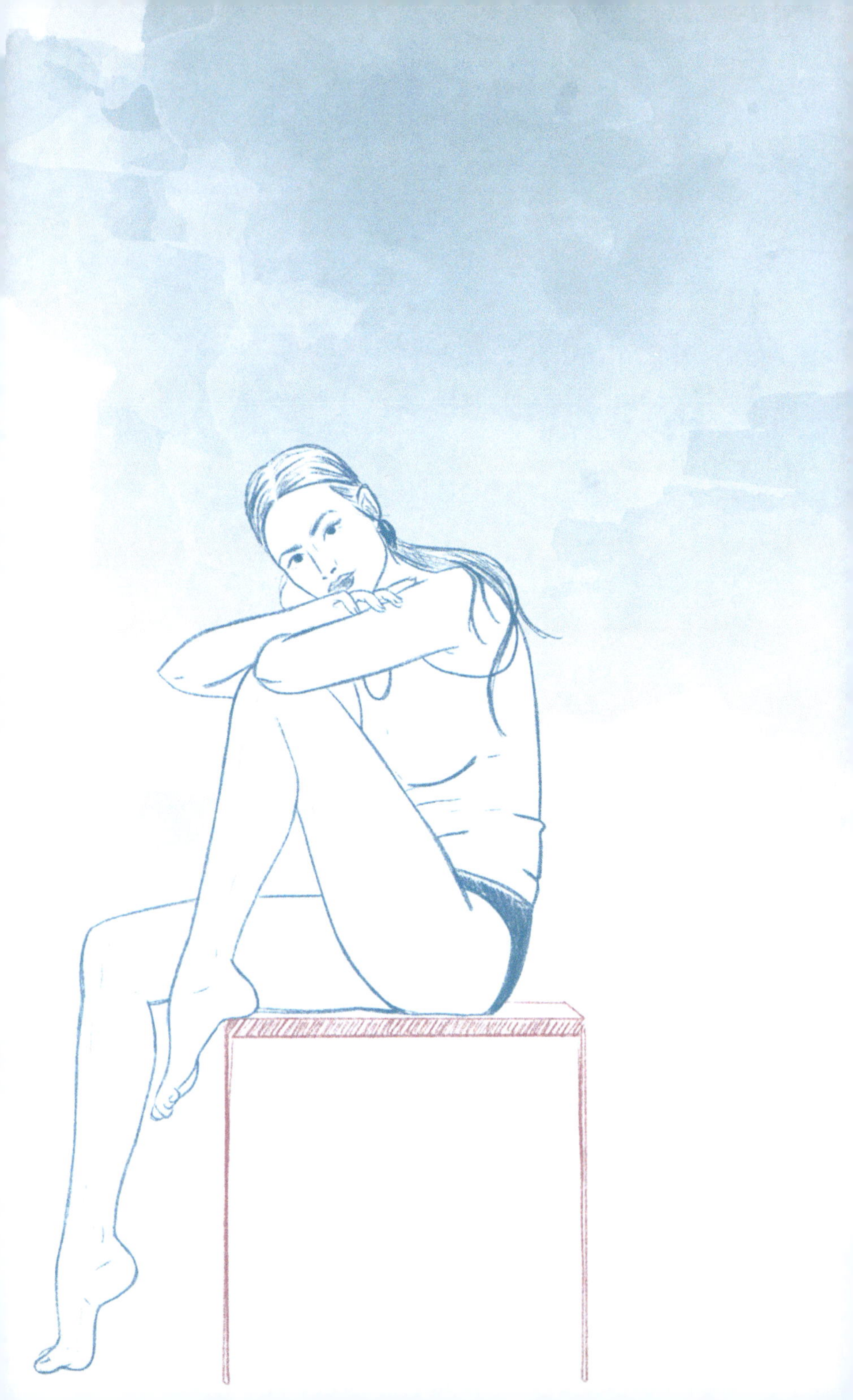

Teil 6

KÖRPER ALS SCHAUPLATZ UND LEHRER

Jede/r von uns muss in seinem/ihrem Leben mit einem einzigen Körper auskommen. Neben der geistigen Gesundheit stellt unsere körperliche Gesundheit unser wichtigstes Gut dar. Der Körper ist unsere Eintrittskarte in die Welt, unser Transportmittel und unser Heim. Er gibt uns die Möglichkeit, uns auszudrücken, zu kommunizieren und Erfahrungen zu machen.

Unser Körper ist der Schauplatz, an dem wir durch unsere Haltung, unsere Atmung, unsere Gewohnheiten oft mehr für andere als für uns selbst sichtbar und wahrnehmbar ausagieren, was tief verborgen in uns steckt. Von weitem erkennen wir uns bekannte Personen an ihrem Gang, ihrer Haltung. Der Körper ist jener „Ort", an dem unsere Vergangenheit auf die Gegenwart trifft. Der Körper kann uns vieles lehren, er hält unser vor vielen Jahren Erlebtes, unser Verdrängtes, unser Unbewusstes für uns bereit, falls wir denn hören und über uns lernen wollen.

Es sind vor allem die Sinnesorgane, die uns den unmittelbaren Zugang zur Gegenwart ermöglichen. Neben der Atmung sind es unsere Fähigkeiten zu sehen, zu hören, zu riechen, zu schmecken und zu fühlen, wodurch wir augenblicklich im Hier und Jetzt landen können. Unsere Sinne bewusst einzusetzen, verschafft uns kleine Pausen und somit mögliche Perspektivenwechsel. Zudem können wir mithilfe unserer Sinne in Kontakt treten und genießen. Kunst, Musik, Düfte, Naturerfahrung, Begegnung, Berührung – all diese Erfahrungen stellt uns der Körper zur Verfügung. Aufgrund des großen Einflusses, den unsere Aufmerksamkeit auf unser psychisches und physisches Befinden ausübt, werden unter anderem bei Rehabilitationsaufenthalten zur Burn-out-Prävention und –Behandlung Aufmerksamkeitsübungen eingesetzt.

Christiane Northrup schreibt über unsere Gesellschaft in Bezug auf Körper: Unser Gesellschaftssystem „lehrt uns, Phänomene wie Müdigkeit, Hunger, Unbehagen zu ignorieren [...] und erzieht uns, den Körper als Gegner zu sehen, vor allem dann, wenn er uns etwas mitteilt, was wir nicht hören wollen. In unserer Kultur wird oft versucht, den Boten (den Körper) für die Botschaft zu verurteilen. Aber der Körper ist das beste Gesundheitssystem, das es gibt – falls wir lernen, ihn zu verstehen."[216]

Der Körper bietet uns wunderbare Möglichkeiten, mit Aspekten von uns in Kontakt zu kommen, die wir gerne stärker in unser Leben einbringen wollen. Wenn uns die Rolle, die die Gesellschaft für uns unserer Meinung nach vorgesehen hat, zu eng ist beziehungsweise wie ein Korsett erscheint, so können wir in unserem Körper eine ungezügelte Wildheit finden. Diese lebendige Kraft ist in uns, so lange wir atmen.

„Der Körper ist sozusagen die zwischen Himmel und Erde errichtete Bühne, auf der das seelisch-kosmische Drama sich abspielt. Er ist für den Wissenden die geweihte Bühne eines unerschöpflichen tiefen Mysterienspieles. Und eben deshalb ist die Kenntnis und, was mehr ist, die Bewusstwerdung, das Erleben dieses Körpers, von solch überwältigender Bedeutung für den Yogin und für jeden der den Pfad der Meditation beschreiten will", so Lama A. Govinda.[217]

Susan Harper, Mitbegründerin von Continuum Movement, schreibt im Vorwort von Divo Müllers Buch „Bodybliss, das Glück im Körper finden" Folgendes: „Viele unserer kulturellen und religiösen Traditionen sind veraltet. Häufig vergessen, aber ganz und gar nicht aus der Mode, ist der Körper mit seinem innewohnenden Appetit für vitale und nährende Aspekte der sinnlichen Wahrnehmung. Sobald wir die intelligente Dynamik der Elemente von Wasser, Luft, Feuer, Erde und Raum in unserem Organismus erforschen, stärken wir die

216 Christiane Northrup, Frauenkörper Frauenweisheit, S. 33
217 A. Govinda in: Johannes Walter, Chakraerfahrung, S. 47

in uns liegende Zugehörigkeit zu unserem wilden, atmenden, planetarischen Körper. Unsere Körper gestalten die Kultur und die Beziehungen untereinander und wir werden davon gestaltet [...]. Ein aus dem Herzen heraus lauschender Körper ist auf natürliche Weise über alle Sinne mit den Elementen verbunden und offen für die Realität, so wie sie sich in diesem Moment darstellt [...]. Sobald wir uns dem sinnlichen Erleben anvertrauen, lockert sich der feste Griff der kulturellen und persönlichen Identität. Dann werden Kräfte frei für die Umarmung unserer fließenden Natur, die schöpferisch und lebensfroh in der Lage ist, auf die Belange der Welt zu antworten."[218]

Divo G. Müller ist Mitbegründerin von Bodybliss, einem Bewegungstraining für Frauen. Dabei geht es unter anderem darum, die uns alle innewohnenden Kräfte wie Wildheit, Zartheit, ursprüngliche Schönheit und Kraft zu erfahren und uns dadurch in unserer Lebendigkeit zu bereichern. Divo Müller schreibt dazu: „Den unmittelbaren Zugang zur wilden Schönen bietet der Körper. Wie Spuren im Schnee einen kundigen Spurenleser auf das Vorhandensein eines wilden Tieres hinweisen, so führen die im Verborgenen liegenden Botschaften, Empfindungen, Bewegungen des Körpers direkt hinein in das Reich der Wildnatur. Im Körper ist außer der persönlichen Geschichte unserer Konditionierung und Erziehung ein ‚altes' Wissen gespeichert. Viele verloren geglaubte Informationen lassen sich wiederbeleben, sobald wir lernen, den körperlichen Botschaften zu folgen."[219]

Robert Betz sagt: „Als erstes wünscht sich Ihr Körper, dass Sie ein großes JA zu sich selbst, zum Leben und zu ihm, dem Körper, sagen. Er wünscht sich, dass wir ihn mit Freude ‚einwohnen' und in Dankbarkeit und Liebe zu uns und ihm stehen. Freude, Liebe und Dankbarkeit sind daher seine wichtigsten ‚Nährstoffe', die Sie ihm geben oder ihm vorenthalten können."[220]

218 Susan Harper im Vorwort von: Divo G. Müller, Bodybliss, das Glück im Körper finden, S. 6f.
219 Divo G. Müller, Bodybliss, das Glück im Körper finden, S. 28
220 Robert Betz, Ja zum Leben, in: Pulsar, S. 21

WAS WILL UNS DER NACKEN SAGEN?

Es gibt verschiedene Ansätze, körperliche Beschwerden geistigen Themen zuzuordnen, wie wir bereits angesprochen haben. Wie ebenfalls bereits erwähnt, ist es mir wichtig, zu betonen, dass hier vorgeschlagene Interpretationen Möglichkeiten darstellen und keine Gegebenheiten. Sie mögen Ihnen als Inspiration dienen und den Raum für eigene Überlegungen erweitern, keinesfalls einengen.

Eine der führenden Autorinnen in diesem Bereich ist Louise L. Hay. Sie nimmt Bezug darauf, dass der Nacken beziehungsweise die Halswirbelsäule für Flexibilität stehen. Demzufolge deuten Nackenprobleme auf Sturheit, Unbeweglichkeit oder Hartnäckigkeit hin. Die Schultern stehen für unsere Fähigkeit, unsere Erfahrungen im Leben freudig zu tragen. Schulterprobleme weisen demnach auf eine Einstellung hin, mit der wir uns das Leben zur Last machen.[221]

Christiane Beerlandt hat mit ihrer „Enzyklopädie der Psychosomatik" ebenfalls ein Standardwerk verfasst. Demnach symbolisiert der Nacken „Entspannung und die Ruhe in uns selbst, wenn wir uns im Vertrauen für unsere innere Weisheit öffnen, wodurch wir auch dazu in der Lage sind, uns auf flexible Art und Weise für die anderen, für Eindrücke aus der Außenwelt zu öffnen."[222] Diesem Verständnis folgend können Probleme mit dem Nacken bedeuten, engstirnig an überholten Werten festzuhalten beziehungsweise zu sich selbst zu hart zu sein. Indem man die Kraft seines tiefsten Selbst leugnet und sich weigert, die volle Verantwortung für das eigene Leben zu übernehmen, baut man Widerstand gegen den Fluss des Lebens auf und fühlt sich „gefangen", vor allem auf emotionaler Ebene. Innere Stabilität zu erlangen würde Flexibilität im Nacken erlauben.

Die Schultern wiederum stehen für die Geborgenheit des inneren Kindes, für das Bewusstsein, von einem starken, bewussten Ich getragen zu sein. Sie sind auch ein Symbol für die Freiheit, die eigene Energie in alle möglichen Richtungen ausstrahlen zu können, Ratio und Gefühlswelt im Gleichgewicht

221 Vgl. Louise L. Hay, Heile deinen Körper, S. 34 beziehungsweise S. 39
222 Christiane Beerlandt, Der Schlüssel zur Selbstbefreiung, S. 1133

zu halten. Ebenso stehen sie für ein Anerkennen der eigenen Würde und der anderer. Probleme mit den Schultern weisen daher grundsätzlich auf Angst, Unsicherheit oder Traurigkeit hin. Vielleicht bürden wir uns zu viel auf, fordern von uns selbst Unmögliches.[223]

Die kinesiologische Haltungsforschung sieht einen Zusammenhang zwischen den Schultern beziehungsweise dem Atlas, dem ersten Halswirbel, und den Themen Angst, Trauer, Scheu, Unterwerfung und Schock.

Wir haben im Zusammenhang mit unserem Körper bereits öfters von der Wichtigkeit von Achtsamkeit gesprochen. Diese stellt für mich einen ausgesprochen mächtigen Schlüssel dar, um Muster zu erkennen und abzuändern.

ACHTSAMKEIT

Der Begriff „Achtsamkeit" entstammt einer Übersetzung buddhistischer Anweisungen zur Meditation. Dr. Ursula Baatz, Philosophin und Journalistin, betont, dass es eine Standard-Definition des Begriffes Achtsamkeit weder in den verschiedenen Schulen des Buddhismus noch in der westlichen Forschung oder klinischen Praxis gibt.[224] Die Grundlage ist die achtsame Wahrnehmung des Atems und in weiterer Folge Achtsamkeit auf Körperempfindungen, Gefühle und Gedanken. Achtsamkeit ist auch nicht dasselbe wie Aufmerksamkeit, da Achtsamkeit das ganze Feld von Wahrnehmungen und Denkprozessen miteinbezieht. Aufmerksamkeit hingegen gilt einem einzelnen Reiz oder Reizaspekt. Diese offene, nicht beurteilende Hinwendung zur eigenkörperlichen Erfahrung der Achtsamkeit bringt heilsame Regulationsprozesse in Gang.

In den letzten Jahrzehnten haben Menschen unterschiedlicher Professionen versucht, das Konzept der Achtsamkeit für unsere westliche Kultur aufzubereiten. Ein bedeutender Lehrer und Autor auf diesem Gebiet ist Jon Kabat-Zinn, der gemeinsam mit Saki Santorelli ein Programm der „Stress-

223 Vgl. Christiane Beerlandt, Der Schlüssel zur Selbstbefreiung, S. 1343f.
224 Vgl. Vortrag von Dr. Ursula Baatz beim Symposium „Spiritualität in der Medizin – Chance oder Zumutung" zum Thema „Achtsamkeitstraining – produktiver Umgang mit Stress und Schmerz", 13.-14. November 2015 in Wien

bewältigung durch die Praxis der Achtsamkeit" (Mindfulness Based Stress Reduction, kurz MBSR) entwickelt hat. Bei diesem Programm wird durch spezielle Übungen und Anleitungen die Körperwahrnehmung geschult. Sitz- und Gehmeditationen bilden ebenfalls Bausteine des MBSR, ebenso die Aufrechterhaltung der Achtsamkeit bei alltäglichen Verrichtungen.

MBSR wird seit 1979 zur Prophylaxe und therapiebegleitenden Bewältigung von Stress, Schmerzen und anderen psychophysischen Belastungen eingesetzt. Wissenschaftliche Studien zur Wirksamkeit von MBSR zeigen eine signifikante Verbesserung der Lebensqualität und verbesserte Heilungschancen, aber vor allem auch einen Rückgang von Angst. Dieses Programm hat mittlerweile Eingang in viele Bereiche des Gesundheitssektors in den USA und weltweit gefunden. Die positiven Auswirkungen dieser Methode zur Stressreduktion sind so verlässlich, dass viele Gesundheitskliniken ihren Mitarbeitern und Mitarbeiterinnen das Erlernen dieses Programms ermöglichen.

Weiterführende Info:
Die bereits erwähnte Rosen-Methode bietet ein erweitertes Verständnis. Wir spannen im Alltag oft Muskeln an, um eine Situation emotional „im Griff" zu haben, um Gefühle abwehren zu können. Dieses Festhalten und Anspannen nimmt uns jedoch die Fähigkeit, uns leicht und frei zu bewegen, und ist oft begleitet von Schmerz, Unbehagen oder Freudlosigkeit. Wir geraten immer wieder in Situationen, in denen es uns schwerfällt, unseren Gefühlen Ausdruck zu geben. Es entsteht ein Mechanismus, der unser Verhalten steuert und uns hilft, unsere Gefühle zurückzuhalten. Durch die sanfte Berührung und die Präsenz einer/s Rosen-Praktizierenden können wir tief entspannen. Damit ist es möglich, unsere Barrieren, unseren Schutzmantel zu spüren. Wir gewinnen mehr und mehr Kraft und Sicherheit, um unsere Gefühle auszudrücken und uns so zu zeigen, wie wir wirklich sind. Die Rosen-Methode ist für Menschen geeignet, die ihr volles Potential frei von verfestigten Verhaltensmustern leben wollen und zugleich den Wunsch haben, Zugang zu ihren Gefühlen zu finden. Sie entdecken dabei die in ihnen schlummernden Kräfte für neue Lebensaufgaben.[225]

225 Quelle: www.rosenmethode.de

Auch bezüglich der bereits angesprochenen Deckelmuskeln möchte ich an dieser Stelle noch Weiteres ausführen: Der Levator scapulae oder Schulterblattheber, ein Muskel, der die oberen Halswirbel mit dem Schulterblatt verbindet, wurde von Marion Rosen als „Schützengraben-Muskel" bezeichnet. Manche Menschen ziehen unbewusst den Kopf ein, um sich quasi zu verstecken beziehungsweise in Sicherheit zu bringen. Vielleicht war das zu einem früheren Zeitpunkt in ihrem Leben eine sinnvolle Maßnahme, die sie vor Unheil geschützt hat, wenn in ihrer Umgebung Streit und Bedrohung erlebt wurde. Wenn sich daraus jedoch eine „eingefrorene" Position ergibt, steckt meist Angst dahinter, die nicht oder nicht in ihrem vollen Ausmaß gespürt wurde beziehungsweise wird.

Der Brust- und der Rückenbereich sind im Verständnis der Rosen-Methode der Sitz einiger als unangenehm erlebter Gefühle. So sind hier oft unterdrückte Gefühle wie Hilflosigkeit, Trauer, Schmerz oder Widerstand gespeichert. Unsere soziale Umgebung ist mit Schmerz- oder Trauergefühlen oft überfordert und versucht daher, uns abzulenken oder unseren Schmerz zu leugnen. Mit Hilfe der Deckelmuskeln versuchen wir, diese unerwünschten Gefühle nicht zu spüren, sie „unten" zu halten. Der Nacken bezeichnet in diesem Verständnis einen Ort der Kontrolle. Viele Menschen befinden sich in ständiger Alarmbereitschaft. Sie versuchen, ständig die Kontrolle über ihre Umgebung zu behalten, um im Notfall reagieren zu können. De facto ist das Gegenteil der Fall: Durch die permanente Anspannung sind sowohl der Wahrnehmungsumfang der Sinnesorgane als auch die Reaktionsfähigkeit herabgesetzt. In einer längerfristigen Rosen-Therapie könnte die Person vielleicht herausfinden, dass in ihrer aktuellen Lebensphase die Notwendigkeit zu permanenter Kontrolle nicht mehr besteht und dass sich hinter den abgewehrten Angstgefühlen Potential und Kraft befinden.

Wird gefühlsmäßiges Erleben uneingeschränkt zugelassen, so erfahren wir das Ansteigen eines Gefühls, das Erreichen eines Gipfels und danach ein Abflauen, welches mit einem Gefühl der Entspannung einhergeht. Für diesen Prozess ist jedoch Raum im Körper notwendig, damit sich diese Erfahrung in natürlicher Weise entfalten kann. Wenn wir durch Anspannung den inneren Raum im Körper verringern, erleben wir das Ansteigen eines Gefühls tendenziell als bedrohlich. Aufgrund dieser empfundenen Bedrohung verhindern wir das weitere Ansteigen mittels verstärkter Anspannung. Dadurch wird kein Gipfel erreicht, damit einhergehend jedoch auch keine anschließende Entspannung. Wird diese Haltung zur Gewohnheit, errichten wir um uns sozusagen ein muskuläres Korsett, wir werden steif. Damit können wir zwar auf einer Ebene einen Schutzwall gegen Gefühle wie Unsicherheit, Hilflosigkeit, Enttäuschung etc. errichten, verschließen uns jedoch gleichzeitig intensiven Erfahrungen und Begegnungen. Als Folge empfinden wir möglicherweise eine innere Leere oder Einsamkeit.

Wir können eine Änderung unseres angespannten Zustandes nicht erzwingen. Wir können uns lediglich darum bemühen, unserem Unbewussten, das darüber entscheidet, ob wir uns einer neuen Erfahrung öffnen, einen vertrauensvollen Rahmen bieten. Begleitet von einer Person unseres Vertrauens gelingt es vielleicht, das Korsett ein wenig zu lockern, einige freie Atemzüge zu genießen und uns ein Stückchen mehr inneren Raum zu nehmen. Eine spannende und lohnende Reise zu uns selbst hat begonnen.

Wie könnten wir es daher angehen, den Körper für unsere persönliche Erforschung zu nutzen? Katrin Jonas, die bereits zitierte Meditationsforscherin, lädt in ihrem Buch „Meditation heilt" dazu ein, mittels sieben Routinefragen das Wie des eigenen Alltags zu erforschen.

Ihre Fragen lauten:

1. *WIE fühlt sich Ihr Körper an, wenn Sie morgens die Augen aufschlagen und den Tag beginnen?*
2. *WIE ist Ihr morgendlicher Ablauf für Ihren Körper am leichtesten?*
3. *WIE schauen Sie auf den beginnenden Tag?*
4. *WIE groß ist die Rolle, die Ihr Körper spielt, während Sie arbeiten oder anderweitig aktiv sind?*
5. *WIE groß war das Mitspracherecht Ihres Körpers, wenn Sie auf Ihren Tag zurückblicken?*
6. *WIE verbringen Sie den Tagesausklang, bevor Sie schlafen gehen?*
7. *WIE stimmen Sie Ihren Körper darauf ein, dass die Ruhephase in der Nacht eine erholsame wird?"*[226]

226 Katrin Jonas, Meditation heilt, S. 71f.

Wenn wir unseren Fokus langfristig auf das Wie verlegen, schulen wir unsere Aufmerksamkeit und können kleine, aber wesentliche Muster erkennen und abändern. Ein großes Feld von Entscheidungsmöglichkeiten und damit Freiheit tut sich für uns auf.

Das Wichtigste:
Der Körper ist unser einziger „Besitz" und unsere Wohnstatt. Ihn bekämpfen oder besiegen zu wollen, stellt ein grobes Missverständnis dar und führt zu Druck und Schmerz.

Wenn in meinem Brustraum beziehungsweise Schulterbereich wenig Freude, innere Kraft und Wissen um innere Führung beheimatet sind, muss ich meinen Nacken verengen und damit starr und unbeweglich werden, um meine Angst und Unsicherheit handhaben zu können.
In freundliche und neugierige Beziehung mit unserem Körper zu treten, eröffnet uns hingegen ungeahnte Freude und Lebendigkeit und steht uns jederzeit offen.

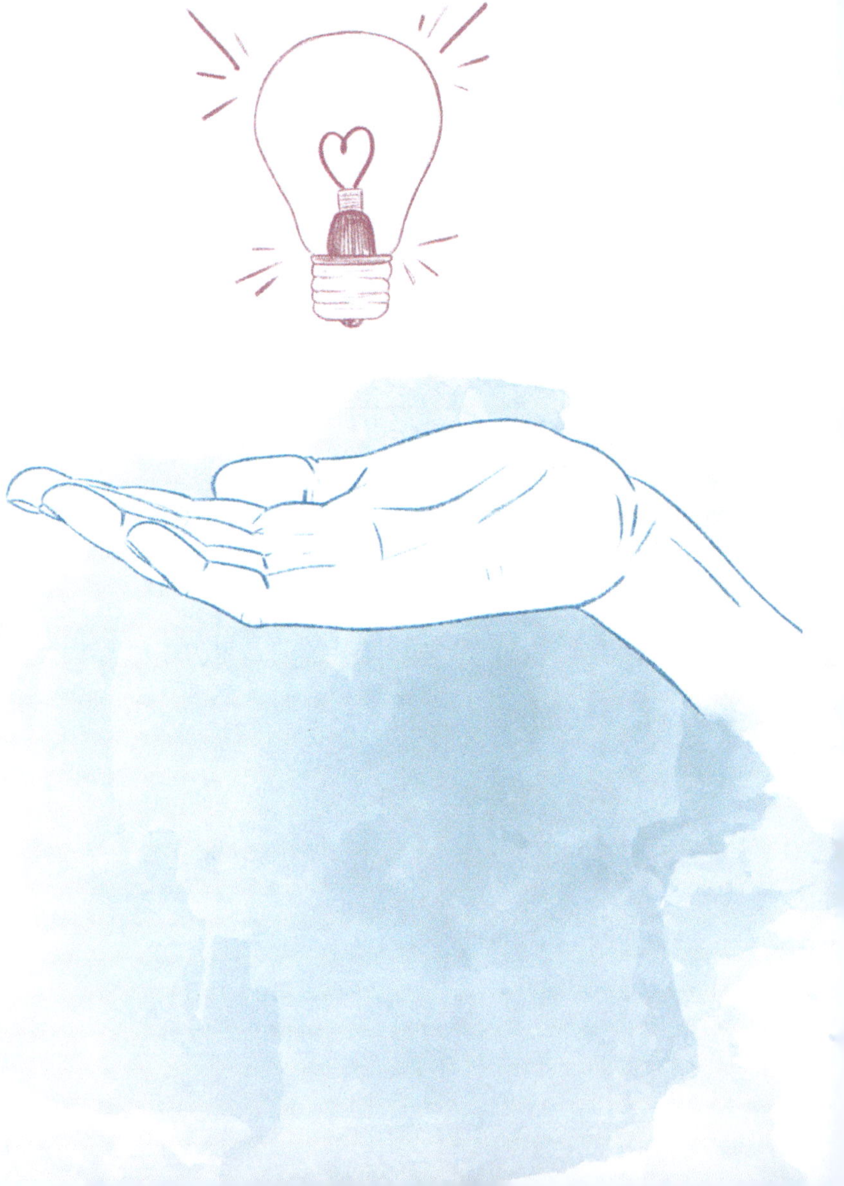

Teil 7

WAS TUN?

Aus dem bisher Gesagten ergeben sich einige Optionen der Einflussnahme auf Nacken- beziehungsweise Schulterbeschwerden. Die folgenden Vorschläge beruhen großteils auf meinen persönlichen Erfahrungen und Erkenntnissen. Natürlich gebe ich keine Garantie für die Wirksamkeit, noch ist diese Aufzählung annähernd vollständig. Lassen Sie sich von Ihren Vorlieben leiten, erforschen Sie Ihre individuellen Reaktionen und lassen Sie sich auf neue Erfahrungen ein.

MEDIZINISCH ABKLÄREN

Bevor weitere Aspekte, die zur Entstehung der Beschwerden beitragen könnten, untersucht werden, empfehle ich dringend, starke Schmerzen ärztlich abzuklären. Bei leichten Schmerzen können wir versuchen, zu sanften Methoden wie Wärmebehandlungen zu greifen. Starke Schmerzen aber, vor allem, wenn sie akut auftreten, sind unbedingt abzuklären. Erst, wenn Diagnosen wie beispielsweise ein Bandscheibenvorfall ausgeschlossen sind, empfiehlt es sich, die folgenden Vorschläge aufzugreifen und zum Beispiel zu versuchen, mit sanfter Bewegung Abhilfe zu schaffen. Diagnosen schließen natürlich andere Therapien nicht aus, sind jedoch angemessen zu berücksichtigen. Meist benötigen wir im Falle chronischer Schmerzen ein Bündel verschiedener Maßnahmen, um eine Erleichterung herbeizuführen.

SELBSTBEZUG KLÄREN

„Man braucht sich nur die Ereignisse seines Lebens zu eigen zu machen, um sich selbst zu gehören. Wenn man alles, was man gewesen ist und getan hat, wirklich in Besitz genommen hat, was einige Zeit dauern kann, glüht man vor

Realität."[227] Diese Zeilen stammen von der US-amerikanischen Psychologin und Dramatikerin Florida Scott-Maxwell und inspirieren mich.

Wie in den vorangegangenen Kapiteln verdeutlicht, ist es von gravierender Bedeutung, wie wir uns selbst sehen. Wir alle haben eine Familiengeschichte, eine Geschichte in Bezug auf Gesundheit und Krankheit, auf unsere berufliche und kreative Entfaltung, auf die Erfüllung unserer Träume und Wünsche. Sich damit bewusst auseinanderzusetzen, mag phasenweise schmerzhaft sein, bringt uns aber in direkten Kontakt mit unserer Selbstwirksamkeit. Wir selbst finden heraus, wo wir Einfluss hatten und haben, wo wir Entscheidungen nicht oder nicht in unserem Sinn getroffen haben. So können wir uns bewusst dafür entscheiden, uns unsere Eigenmacht zurückzunehmen und unser Leben aktiv zu gestalten und zu sortieren. Was will ich beibehalten, was abändern?

Oft benötigen wir für diesen Prozess Unterstützung; diese Entscheidung zu unserem eigenen Wohl kann bereits den ersten Schritt in Richtung Eigenmacht und aktive Lebensgestaltung darstellen. Unterdrückte Gefühle und nicht aufgearbeitete Aspekte unseres Lebens führen unter anderem dazu, dass wir in unseren Gewohnheiten verharren. Die Routine unseres Alltags, auch in unserem Freizeitverhalten, gibt uns das Gefühl von Sicherheit. Wenn ich mich jeden Abend vor den Fernseher setze, ohne andere Möglichkeiten auch nur in Betracht zu ziehen, verhindere ich eine Auseinandersetzung mit meiner eigenen Unsicherheit, mit dem momentanen Nichtwissen, mit meinem Inneren.

Wenn wir unsere Geschichte und damit uns selbst annehmen, entlasten wir unseren Körper. Dieser muss dann nicht länger blinde Flecken und abgewehrte Gefühle zum Ausdruck bringen und uns daran erinnern, dass wir nicht unser volles Potential leben.

227 Florida Scott-Maxwell, zit. nach LaRena, Bewusstsein für die Liebe deines Lebens, Leseprobe unter http://weiterlesen.de/Leseprobe/BEWUSSTSEIN-fuer-DIE-LIEBE-Deines-LEBENS/9783743905825/html

SOZIALE BEZIEHUNGEN

„Solange man glaubt, das Problem läge bei jemand anders, wird man nie gesund", so die US-amerikanische Autorin Anne Rafter.[228]

Ich höre oft, dass Personen mit schmerzhaften Nackenverspannungen im Stress die Ursache für ihre Beschwerden sehen. Der nächste und wichtige Punkt ist, zu klären, wo Potential zur Veränderung besteht. Die Antwort führt dann oft und schnell zum Partner, zur Partnerin, zum Chef, zur Chefin, den Kindern, den Eltern etc.

Natürlich sind unsere sozialen Beziehungen oft herausfordernd. Gruppen von Menschen, sei es die Familie, das berufliche Team oder der Verein, bei dem wir uns engagieren, bringen uns immer auch in Nöte. Wir sind dabei oftmals in unserer Toleranz, unserer Geduld, unserer Einsatzbereitschaft, aber auch in Bezug auf die Einhaltung unserer Grenzen gefordert.

Partnerschaften bringen uns mit emotionalen Erfahrungen aus unserer Kindheit in Kontakt. Nähe und Intimität sind manchmal mit schmerzvollen Erlebnissen oder Mangel verknüpft, welche unserem Bedürfnis nach Offenheit und Geborgenheit im Wege stehen. Hierin liegt jedoch großes Potential, uns mit unseren ungeheilten Aspekten zu versöhnen.

Soziale Beziehungen sind für unsere psychische und physische Gesundheit von elementarer Bedeutung, da wir als Menschen in erster Linie soziale Wesen sind. Giacomo Rizzolatti, den wir als Entdecker der Spiegelneuronen kennengelernt haben, fand bei seinen Experimenten die neurobiologische Grundlage für die Erkenntnis, dass das menschliche Erleben, so auch das Lernen, persönliche Beziehungen braucht. Zwischenmenschliche Beziehungen und Erfahrungen beeinflussen neurobiologische Vorgänge mit weitreichenden Auswirkungen. Gute zwischenmenschliche Beziehungen gelten als am besten wirksame „Droge" gegen seelischen und körperlichen Stress. Joachim Bauer meint dazu: „Zwischenmenschliche Beziehungen sind das Medium, in dem sich nicht nur unser seelisches Erleben bewegt, sondern in dem sich auch unsere körperliche Gesundheit bewahren lässt. Überall da, wo

228 Leider kann ich die Quelle dieses Zitats trotz ausgiebiger Recherche nicht mehr ausfindig machen.

sich Quantität und Qualität zwischenmenschlicher Beziehungen vermindern, erhöht sich das Krankheitsrisiko."[229]

Auch hier lohnt es sich, Unterstützungsangebote wie zum Beispiel Psychotherapie zu erwägen. Ein entspannter Körper und erfüllendere Beziehungen könnten die willkommene Folge sein.

THERAPIEN, MASSAGEN

Es steht eine Vielzahl von Behandlungsmethoden zur Auswahl und es ist natürlich eine Frage der individuellen Vorliebe und der Rahmenbedingungen, welche Methode sich aktuell empfiehlt. Ich möchte einen kurzen Überblick über mir bekannte und empfehlenswerte Behandlungen und Körpertherapien geben.

ROLFING (STRUKTURELLE AUFRICHTUNG)

Rolfing ist eine ganzheitliche manuelle Behandlungsmethode zur Verbesserung von Struktur (Körperbau) und Funktion (Bewegung) des menschlichen Körpers. Ida Rolf verknüpfte ihr Wissen aus Biochemie, Osteopathie, Yoga und TCM, arbeitete mit anderen Menschen wie Feldenkrais und Perls und entwickelte daraus ihre eigene Methode. Ihr Anliegen war, „Menschen aufzurichten, sodass sie frei, offen und anmutig durch die Welt gehen. Denn Spannungsverhältnisse, innere Zügel, innere Haltungen, Folgen von Verletzungen und Operationen, ungünstige Haltungs-Gewohnheiten etc. behindern den freien Fluss der Bewegung, stören das Gehen, das Stehen sowie das freie Sitzen und manifestieren sich immer mehr im Gewebe, in den Gelenken und in der Struktur."[230]

KINESIOLOGIE

Kinesiologie bezeichnet eine umfassende Therapieform, bei der eingangs durch Muskeltests emotionale und körperliche Schwachstellen festgestellt werden. Danach wird mithilfe einer Vielzahl von Behandlungsformen (Bearbeiten von Neurovaskulären Kontaktpunkten, Neurolymphatischen Massa-

229 Joachim Bauer, Das Gedächtnis des Körpers, S. 13
230 Jasmin Mirfakhrai in: Mona Rut, 7 Jahre FRAUENKREISE, S. 91

gepunkten, Meridianen) daran gearbeitet, die Balance der Klientin/ des Klienten wiederherzustellen. Es haben sich verschiedene Kinesiologie-Schulen entwickelt, die unterschiedliche Schwerpunkte setzen.

GRINBERG-KÖRPERARBEIT

Die von Avi Grinberg entwickelte körpertherapeutische Methode begleitet die KlientInnen durch einen Lernprozess. Über ein Bewusstmachen der Atmung, der muskulären Spannung und des Gedankenflusses wird die Aufmerksamkeit für den Körper erhöht. Damit steigt die Bandbreite an wahrgenommenen Empfindungen. Gefühle, Gedanken und Erlebnisse aus der eigenen Lebensgeschichte können mit körperlichen Erfahrungen in Verbindung gebracht werden. Diese Erkenntnisse ermöglichen, aus eingefahrenen Verhaltensmustern auszusteigen und einen größeren Verhaltensspielraum zu entwickeln.[231]

PHYSIOTHERAPIE

Physiotherapie orientiert sich an der Medizin und arbeitet an der Bewegung des Menschen, indem sie den Fokus auf die Bewegungsfähigkeit, alle Systeme, die diese beeinflussen, und das Zusammenspiel von Sensorik und Motorik legt. Physiotherapie wird in der Gesundheitsförderung und Prävention, Therapie und Rehabilitation sowie in der Palliativ-Medizin und im Hospizwesen eingesetzt.[232]

BIO-FEEDBACK

Bei chronischen Schmerzen, vor allem bei Migräne und Rückenschmerzen, wird Bio-Feedback erfolgreich eingesetzt. Durch dieses Verfahren wird erlernt, den Anspannungszustand im Körper bewusst und damit beeinflussbar zu machen.[233]

OSTEOPATHIE

Osteopathie ist eine ganzheitliche Behandlungsmethode, deren Diagnose und Therapie mit den Händen erfolgt. Nach einer differenzierten Diagnose struktureller Störungen und Mobilitätseinschränkungen und einem Erkennen des Dysfunktionsmusters wird mittels einer großen Palette sanfter manueller

231 Quelle: www.grinberg-method.com
232 Quelle: www.fh-campuswien.ac.at
233 Vgl. Schmerzfolder 2016

Techniken korrigierend eingegriffen. Die Selbstheilungsfähigkeit des Körpers wird gezielt angesprochen.[234]

CRANIO-SACRALE THERAPIE

Diese hat ihre Wurzeln in der Osteopathie und wurde in den vergangenen Jahren in verschiedene Richtungen weiterentwickelt. Cranio-sacrale Körperarbeit ist eine ganzheitliche, sehr subtil arbeitende Methode. Die Behandlung erfolgt über sanfte Berührungen am bekleideten Körper. Über das Cranio-sacrale System kann die hohe Selbstregulierungskraft des Bindegewebes, des Muskel-Skelettsystems, des Herz-Kreislauf-, Hormon- und Stressverarbeitungssystems beeinflusst werden.[235] Cranio-sacrale Therapie bringt vor allem bei Nackenproblemen gute Ergebnisse.

FASZIEN-ARBEIT

Faszien-Arbeit bezeichnet eine manuelle Behandlung der Faszien, bei der verklebte Faszien gelöst werden und diese mit teilweise sanftem, teilweise tiefem Druck Elastizität zurückgewinnen können.

ROSEN-METHODE

Die Rosen-Methode wurde von der in die USA emigrierten deutschen Physio- und Atemtherapeutin Marion Rosen (1914 – 2012) entwickelt. In Berkeley, Kalifornien, gründete sie Ende der 1950er Jahre das Rosen Institut. Ihre Arbeit baut auf der Tradition der Atem- und Entspannungsarbeit von Elsa Gindler und Lucy Heyer, der Physiotherapie und der Jungianischen Psychotherapie auf (C. G. Jung, Gustav Heyer).

Durch eine klare und sanfte Berührung verfestigter Muskelketten sowie begleitende Gespräche können wir unser Festhalten, unsere tiefliegenden unbewussten Beengungen und verdrängten Gefühle wahrnehmen. Das damit einhergehende eingeschränkte Atemverhalten verändert sich, wird befreit und das Verdrängte löst sich. Ein größeres Atemvolumen und eine Weitung der inneren Räume sind die Folge. So kann das Zurückhalten wichtiger verborgener Lebenskräfte und nicht gelebter Potenziale beendet werden. Neue Lebensqualitäten und -inhalte werden möglich.[236] Innere Prozesse werden

234 Quelle: www.wien-osteopathie..at
235 Quelle: http://www.cranio-austria.at/cranioscrale.php#methode
236 Quelle: www.rosenmethode.at

durch die Rosen-Methode unterstützt und verarbeitet und die Zusammenhänge zwischen (chronischen) Muskelverspannungen und der seelischen/emotionalen Ebene deutlich.

EMOTIONAL-KÖRPER-THERAPIE (EKT)

Die EKT wurde von Susanna Lübcke und Anne Söller entwickelt und bezeichnet eine strukturierte Form der therapeutischen Begleitung. In den EKT-Sitzungen wird eine intensive Auseinandersetzung mit Lebensthemen, damit verbundenen Gefühlen oder körperlichen Symptomen ermöglicht. Dabei wird in einem entspannten Setting Kontakt zu Gefühlen oder Symptomen hergestellt. Auf diesem Weg können Einsichten gewonnen werden. Voraussetzung dafür ist die Bereitschaft, jedes Gefühl und jede Körperwahrnehmung, die sich zeigt, in einer freundlichen Haltung anzunehmen. Durch dieses Annehmen kann eine Transformation eingeleitet werden. Die geschulte EKT-Begleiterin sorgt für einen geschützten Rahmen und weist durch gezielte Fragen und Anregungen den Weg durch die Sitzung.[237]

Gerade in der EKT wird der Zusammenhang zwischen körperlichen Symptomen und Gefühlen deutlich. Durch das Annehmen der Gefühle kann sich der Körper entspannen. Wesentliche Aspekte bei dieser Therapieform sind neben Gefühlen Worte und Gedanken. Die EKT-Arbeit erfolgt in mehreren Schritten, bei denen auftretende Gefühle und Symptome begrüßt und bedankt werden. Dies stellt meist einen Kontrast zu der Art her, in der wir üblicherweise von unseren belastenden Gefühlen oder körperlichen Beschwerden denken oder sprechen.

SHIATSU

Shiatsu (japanisch für „Fingerdruck“) ist eine in der Traditionellen Chinesischen Medizin begründete und in Japan weiterentwickelte Form der Körpertherapie. Sie basiert auf den fünf Wandlungsphasen der TCM und orientiert sich hauptsächlich an den Meridianen. Durch verschiedene Techniken mit den Fingern, Händen, Ellbogen und auch Knien wird der Energiefluss im Körper ausgeglichen.

237 Vgl. Lübcke/Söller, EmotionalKörper-Therapie

NUAD-TRADITIONELLE THAILÄNDISCHE MASSAGE

Nuad, ein Thai-Wort für „heilsame Berührung", bezeichnet eine jahrtausendealte Massageform. Diese basiert auf Ayurveda und Yoga, Einflüssen aus der Traditionellen Chinesischen Medizin und dem Heilwissen der ländlichen thailändischen Bevölkerung. Nuad wird auch als „passives Yoga" bezeichnet, weil die behandelte Person bewegt und gedehnt wird. Ihre Energielinien werden – ähnlich wie bei Tuina oder Shiatsu – stimuliert, ein ausgeglichener Energiefluss ist das Ziel der Behandlung. Die klassische Nuad-Behandlung erfolgt am bekleideten Körper auf einer Matte. Zusätzlich wird Nuad-Naman, eine thailändische Ölmassage, angeboten.

TUINA

Die Tuina-Therapie ist eine manualtherapeutische Massage und eine der Säulen der Traditionellen Chinesischen Medizin. Sie basiert auf deren Meridianlehre. Es werden sowohl punktuelle als auch großflächige Massagetechniken angewandt. Das Spektrum der Indikationen reicht von Erkrankungen des Bewegungsapparates über interne Erkrankungen und Kopfschmerzen bis hin zu Schlafstörungen. Tuina wird in der TCM-Tradition auch prophylaktisch angewandt.[238]

AKUPUNKTUR/AKUPRESSUR

Akupunktur ist ein sehr altes Heilverfahren, das sich die Kenntnis über den Verlauf der Meridiane/Energiebahnen zunutze macht. Der Vorteil dieser Methode ist die lokale Wirkung in Verbindung mit ganzheitlichen Effekten. So wird punktuell die Durchblutung gefördert und es werden irritierte Gewebe wie Muskeln, Gelenke oder Bänder angesprochen. Zusätzlich findet eine Aktivierung körpereigener Substanzen statt, die zu schmerzlindernden Veränderungen im Hirn und Rückenmark führt.[239]
In der klassischen Akupunktur werden sehr dünne Nadeln auf die Akupunkturpunkte, die am ganzen Körper verteilt sind, gesetzt. Im Falle von Angst vor Nadeln ist die Ohrakupunktur oder auch die Laserakupunktur eine Alternative. Bei der Akupressur, die einen Teilbereich von Tuina darstellt, wird ohne Nadeln gearbeitet. Hier wird manueller Druck auf Akupunkturpunkte ausgeübt, bei manchen Verfahren kommen auch Metallstäbe zum Einsatz.

238 Quelle: www.tuina.or.at
239 Vgl. Theresa Girardi, Gespräch mit Günther Malek, Dozent für Akupunktur der Österreichischen Wissenschaftlichen Ärztegesellschaft für Akupunktur, im KURIER, Themenwoche Schmerz, 8.4.2017

WÄRME

Wärme kann uns in vielerlei Hinsicht zu Erleichterung bei Muskelverspannungen verhelfen. Wir kennen die Wohligkeit eines warmen Bades, denken aber im Bedarfsfall nicht immer daran. Falls uns diese Möglichkeit nicht zur Verfügung steht, können wir uns mit Duschen, warmen Umschlägen, Kirschkernkissen und Ähnlichem helfen. In Apotheken werden auch Wärmeauflagen speziell für die Nackenregion angeboten.
Als ausgesprochen empfehlenswert haben sich bei Nacken- und Schulterverspannungen Fußbäder erwiesen. Diese wärmen und beleben unsere Füße und verteilen damit die Energie in unserem Körper besser, somit wird der Bereich des Kopfes und der Schultern entlastet. Wenn wir bei unseren Bädern beziehungsweise Fußbädern aromatische Duftessenzen verwenden, können wir gleichzeitig die Möglichkeiten der Aromatherapie nutzen. Fußbäder unter Zugabe von Salz entfalten eine reinigende Wirkung auf unseren Energiekörper.

BEWEGUNG

Im Schmerzfolder 2016 der Österreichischen Schmerztherapie ist zu lesen: „Richtig indiziert und angewandt sind Bewegung und Sport ein hervorragendes Schmerzmedikament, ein Antidepressivum und ein optimales gesundheitsförderndes Stimulans."

Natürlich sind alle Bewegungs- beziehungsweise Sportarten empfehlenswert, wenn sie Freude machen und schmerzlos durchgeführt werden können. Es gibt eine riesige Bandbreite von Bewegungsmöglichkeiten und ein großes Spektrum von spielerisch bis ausgesprochen ambitioniert. Es lohnt sich, einiges auszuprobieren und die passende Methode herauszufinden. Nicht alles, was gerade im Trend ist oder medial massiv propagiert wird, ist auch individuell förderlich und passend. Bewegung kann in der Gruppe oder einzeln, im Freien oder im Turnsaal, Fitnesscenter, Tanzclub etc. erfolgen. Kinder laden uns in enormem Umfang und Bandbreite zu Bewegung ein.
Aktuelle Fitnesstrends greifen ursprüngliche Bewegungsformen auf. Beim „Crawling" wird beispielsweise das Krabbeln von Babys und Kleinkindern für

Erwachsene adaptiert. Dem Körper werden damit altbekannte, neue Reize geboten. Es gibt eine Reihe empfehlenswerter Bücher, die spezielle Übungen für Verspannungen im Nackenbereich anbieten, Sie finden diese im Literaturverzeichnis.

Im Folgenden gehe ich noch auf einige Methoden näher ein, die neben Bewegung auch einen Fokus auf Körperbewusstsein und Achtsamkeit lenken.

YOGA

Yoga ist eine jahrtausendealte Wissenschaft mit Ursprung in Indien, die sich mit dem Menschen in seiner Gesamtheit befasst. Yoga umfasst neben den auch im Westen immer populärer werdenden Körperübungen, den Asanas, Atemübungen und Meditationstechniken. Durch regelmäßig ausgeübtes Yoga kann der Körper beweglicher und kräftiger werden. Koordination und Ausdauer können verbessert werden, auch auf psychischer Ebene sind Auswirkungen wie Ausgeglichenheit, innere Ruhe und Wohlbefinden möglich.[240]

PILATES

Pilates, benannt nach ihrem Entwickler Joseph Pilates, bezeichnet eine Trainingsmethode für den ganzen Körper, die die Muskulatur ausbalanciert, kräftigt und dehnt und die Wirbelsäule aufrichtet. Besonderes Augenmerk wird dabei auf die Körpermitte gelegt, die für unsere Bewegungsorganisation sehr wichtig ist.[241]

QI GONG

Qi Gong ist eine aus China stammende energetische Methode zur Pflege und Kultivierung von Körper, Psyche und Geist. Diese über Jahrtausende gewachsene Methode der Energiearbeit (Qi bedeutet Lebensenergie, Gong intensive Arbeit) aktiviert, verstärkt und reguliert unseren Körper, unsere Atmung und unsere geistige Haltung. Durch die bewegten Qi Gong-Übungen wird die Aufmerksamkeit auf den Körper und das Tun im Augenblick gelenkt. Stille Übungen und Meditation bilden weitere Schritte auf diesem Weg.[242]

240 Quelle: www.yoga.at
241 Quelle: www.pilateswien.at
242 Quelle: www.qigonggesellschaft.at

TAI QI (AUCH TAI CHI CHUAN ODER TAIJI)

Diese in Europa als „Schattenboxen" bekannte Bewegungsmeditation stammt aus China und wird auch als innere Kampfkunst bezeichnet. Sie enthält gesundheitsfördernde Aspekte, welche sie neben einer philosophischen Ausrichtung auch als Entspannungstraining qualifizieren.

FELDENKRAIS

Dr. Moshé Feldenkrais, der Begründer der nach ihm benannten Methode, definierte diese als „Lernmethode". Dabei handelt es sich um organisches Lernen, das Lernen am eigenen Leib. Durch langsam ausgeführte, achtsame Bewegungssequenzen wird Bewusstsein für eigene Bewegungsmuster entwickelt. Gezielte Fragen fördern den Bewusstseinsprozess, der sich ausgehend von der Bewegung auf andere Lebensbereiche erstreckt. Alternativen für Bewegungsmuster und mehr Freiheit im Handeln können so erschlossen werden.[243]

FRANKLIN-METHODE

Die von Eric Franklin ins Leben gerufene Franklin-Methode basiert auf Ideokinese und stellt eine Weiterentwicklung der Arbeit von Mabel Todd dar. Mit Hilfe von Imagination wird das Körperbewusstsein entwickelt und der Körper dabei unterstützt, lockerer und beweglicher zu werden.[244]

BODYBLISS

Bodybliss wurde von der Heilpraktikerin und Körpertherapeutin Divo G. Müller entwickelt. Dabei handelt es sich um eine spielerische Entdeckungsreise in den Körper. Mittels Wahrnehmung, Atem und Bewegung werden Bewegungsmöglichkeiten erforscht. Mit diesem bewussten Erleben des Körpers geht ein Empfinden von Lebendigkeit einher, welches neue Möglichkeiten erschließt. „Der Körper lässt sich nicht zum Glück zwingen, da hilft kein Ausdauertraining, keine Diät oder mentale Konzentration. Körperglück kommt auf leisen Pfoten, wenn der Geist entspannt, der Atem gelöst, und die Wahrnehmung voll innerer Zärtlichkeit ist", so Divo Müller.[245]

243 Quelle: www.feldenkrais.at
244 Eric Franklin hat auch ein Buch speziell zu unserem Thema verfasst: Entspannte Schultern, gelöster Nacken, Endlich wieder schmerzfrei
245 www.bodybliss.de

TANZ

Tanzen ist ein uraltes, soziales Ritual, das oft bei wichtigen Lebensereignissen in Zusammenhang mit Spiritualität seinen Platz fand und findet. Tanzen kann Lebensfreude zum Ausdruck bringen, wir können damit auch andere Emotionen ausdrücken, die Beweglichkeit unseres Körpers genießen und auf Musik beziehungsweise Rhythmus reagieren. Die Vorteile von Tanz lassen sich nur unvollständig benennen: Er stimuliert unser Gehirn, fördert die Kraft und Beweglichkeit unseres Körpers und kann unsere psychische Verfassung beeinflussen. Tanzen erfüllt eine soziale Funktion, indem er Menschen verbindet, und eignet sich auch für Menschen, die Sport nur wenig abgewinnen können.

ENTSPANNUNGSTRAINING

Entspannung wirkt im Fall von Schmerzen auf mehreren Ebenen. Zum einen können sich der verspannte Nacken lösen und die Muskulatur weich werden, zum anderen erfolgt im Zustand der Entspannung eine veränderte Schmerzwahrnehmung. Unsere Schmerzschwelle steigt, wir können Distanz zum Schmerz herstellen.[246]

Entspannung zu erreichen, ist eine sehr individuelle Aufgabe, für die es förderlich ist, uns ein umfangreiches Repertoire zu erwerben. Wenn wir positive Erfahrungen mit unterschiedlichen Methoden gesammelt haben, fällt es uns leichter, im Bedarfsfall auf Strategien zurückzugreifen, um unseren Stresspegel zu regulieren. Hier ist oft Kreativität gefragt beziehungsweise das Erinnern altbewährter Konzepte wie etwa das Spazierengehen.

Im Folgenden verweise ich auf einige bewährte Wege zur Entspannung.

PROGRESSIVE MUSKELENTSPANNUNG NACH JACOBSON

Das Konzept dieser körperorientierten Entspannungsmethode liegt darin, durch gezieltes Entspannen siebzehn verschiedener Muskelgruppen Ruhe in Körper und Geist zu bringen. „Progressiv" bedeutet „voranschreitend"; so wird die gesamte Skelettmuskulatur Schritt für Schritt entspannt. Der Physiologe

246 Vgl. Schmerzfolder 2016

Edmund Jacobson hat diese Methode entwickelt, um über die gezielte Senkung des Muskeltonus auch Stressgefühle abzubauen.[247]

ATEMÜBUNGEN

Das Yoga kennt zahlreiche Atemübungen, zusammengefasst unter dem Begriff Pranayama. Auch andere asiatische medizinische Systeme nutzen die Möglichkeit, über den Atem Einfluss auf unser Wohlbefinden zu nehmen. So werden Bewegungssysteme wie Qi Gong oder Taj Chi im Einklang mit der Atembewegung ausgeführt, um die Balance des Energieflusses wiederherzustellen. Neben machtvollen Atemübungen schätze ich vor allem die Atembeobachtung als verlässliches Mittel, um aus emotionalen oder mentalen Ausnahmezuständen in einen mittleren Normbereich zu kommen. Indem ich mich an meinen Atem erinnere, verschaffe ich mir den Moment des Innehaltens, der viel an meiner Verfassung zu verändern vermag.

(FEIERABEND-)RITUALE

Es ist dem regelmäßigen Stressabbau dienlich, wenn wir unserem Unbewussten klar kommunizieren, wann der Arbeitstag endet und der Feierabend beginnt. Hier sind kleine bewusste Rituale ausgesprochen hilfreich, die natürlich individuell stimmig sein müssen. Sei es eine Dusche und das Anziehen von bequemer Kleidung, sei es eine Sporteinheit oder auch nur ein ganz bewusstes Deponieren von Arbeitsutensilien, wichtig ist nur, dass wir mit unserer Aufmerksamkeit dabei sind und das Gefühl des beginnenden Feierabends bewusst genießen.

Mit Kerzen kann man die Stimmung in Wohnräumen beeinflussen, wir verbinden mit ihnen Festlichkeit, Heimeligkeit und Intimität. Wenn wir mit dem Entzünden der Kerze eine bestimmte Absicht verbinden, zum Beispiel uns frei von beruflichen Themen zu machen und uns ganz auf unsere freie Zeit einzustimmen, hilft uns das, auch körperlich abzuschalten. Wenn wir besonders aufgewühlt sind, hat es sich als hilfreich erwiesen, sich vor eine Kerze zu setzen und einige Minuten ganz auf die Flamme zu fokussieren. Schon nach kurzer Zeit sind eine Neubewertung der Situation, eine auch körperlich erlebte Erleichterung und tieferer Atem feststellbar.

247 Quelle: www.gesund.at

Sich Zeit für bewusste Körperpflege zu nehmen, kann sehr wohltuend sein. Auch bei eigener achtsamer Berührung wird das „Kuschelhormon“ Oxytocin freigesetzt, Entspannung tritt ein. Tätigkeiten wie Haare Bürsten oder ausgiebige Fußpflege können Inseln des Auftankens sein, wenn sie in einer ruhigen und liebevollen Atmosphäre erfolgen. Sich vor dem Schlafengehen Zeit für Pflegerituale zu nehmen, kann eine günstige Vorbereitung für erholsamen Schlaf bedeuten.

ZEITMANAGEMENT

Für uns selbst voll und ganz die Verantwortung zu übernehmen, erfordert unter anderem ein Zeitmanagement, das der aktuellen Realität entspricht. Das bedeutet, dass wir uns selbst gegenüber ehrlich sind und uns eingestehen, was wir in der uns zur Verfügung stehenden Zeit unterbringen müssen und wollen. Im Prinzip gibt es vier Lebensbereiche, die wir im Alltag koordinieren müssen. Dies sind die Bereiche Arbeit und Leistung, Körper und Gesundheit, Familie und Beziehungen sowie Kultur und Spiritualität. Diese Bereiche gilt es, in Balance zu bringen beziehungsweise zu halten.[248]

Ein guter Zeitplan erfordert daher ein kontinuierliches Abwägen und Entscheiden. In der Praxis stellt sich oft heraus, dass wir manche Tätigkeiten ausblenden, in ihrem Aufwand unterschätzen oder uns nicht in ihrem tatsächlichen Umfang eingestehen. Manchmal ist unser Zeitplan auch einfach nicht mehr aktuell, weil sich unsere Verpflichtungen oder Bedürfnisse geändert haben.
Wichtige Punkte im Zeitplan sind Pausen, in denen wir für Ausgleich in unserem Alltag sorgen. Außerdem sollte unser Zeitplan unbedingt freie Fenster beinhalten. Es ist für unsere Entspannung sehr förderlich, wenn wir wissen, dass auch zeitliche Ressourcen für Unvorhergesehenes vorhanden sind beziehungsweise, wenn wir auch einmal spontan sein und gemäß unserer aktuellen Bedürfnislage entscheiden können, ob wir unsere freie Zeit aktiv oder passiv verbringen wollen.

Es erweist sich auch als günstig für unsere Balance, wenn wir klare Grenzen festsetzen, zu welchen Zeiten wir erreichbar sind und wann nicht. Die digitale

248 Vgl. Dehner-Rau/Reddemann, Gefühle besser verstehen, S. 32

Technisierung der Arbeitswelt erfordert Entscheidungen darüber, welchen zeitlichen Rahmen wir für berufliche Erreichbarkeit setzen. Dann fällt es uns leichter, den bewussten Schritt vom Arbeitstag zum Feierabend zu setzen. Nur, wenn auch unser Unbewusstes „weiß", dass für alles gesorgt, für alles genug Zeit eingeplant ist, kann der Körper regelmäßig den heilsamen Entspannungszustand erreichen, von dem viele von uns träumen.

PSYCHOTHERAPIE

Wie bereits erwähnt, kann Psychotherapie vor allem bei den beiden oben genannten Themen Selbstbezug und Soziale Beziehungen hilfreich sein. Da immer wieder Unklarheiten bezüglich des Nutzens und Zieles von Psychotherapie und deren Abgrenzung zu anderen Berufen auftauchen, möchte ich Grundlegendes klären. Psychiatrie ist ein medizinisches Fachgebiet (Facharzt/Fachärztin für Psychiatrie und Neurologie) und befasst sich mit psychischen Krankheiten. PsychiaterInnen dürfen Medikamente verschreiben, ihnen steht eine Reihe von medizinischen Therapien zur Verfügung. PsychologInnen befassen sich mit psychischen Funktionen, können Befunde erstellen und Beratungen durchführen. Psychotherapie stellt eine zumeist längerfristige Unterstützung dar und zwar für Menschen, die entweder unter einem Aspekt ihres Lebens leiden oder etwas in ihrem Leben verändern wollen. Hier können psychische Störungen behandelt werden. Psychotherapie erfolgt zumeist in Form von Gesprächen, es gibt aber auch Richtungen, die den Körper einbeziehen. In Österreich sind derzeit 22 psychotherapeutische Methoden anerkannt, die sich grob in vier Richtungen einteilen lassen: tiefenpsychologisch-psychodynamisch, humanistisch, systemisch, verhaltenstherapeutisch.[249] Die Psychotherapie nützt Kenntnisse aus der Psychologie und beruht auf einer Vertrauensbasis. Sie stellt zumeist einen längeren Prozess dar, in dem Problemlösungsstrategien erarbeitet und eigene Ressourcen freigelegt werden.

249 Quelle: www.psychotherapie.at

NOCH EINMAL ACHTSAMKEIT

Achtsamkeit bietet uns den Schlüssel zu dem, was uns der Körper als Schauplatz anbietet. Durch Achtsamkeit gelangen wir ganz in die Gegenwart, die alle Chancen beinhaltet. Hier und jetzt können wir Entscheidungen treffen, Altes fallen lassen, Neues ausprobieren, unserem Leben eine neue Richtung geben, wenn wir mit den bisherigen Ergebnissen nicht zufrieden sind. Der Osten weiß schon seit Jahrtausenden von der Macht der Achtsamkeit, beispielsweise in der Konzentration auf den eigenen Atem. Dieser kann uns, mit einiger Übung, immer wieder zurück in unsere Mitte bringen, in unsere Präsenz und damit in unsere Handlungsfähigkeit.

Jeder neue Moment bietet die Chance für Achtsamkeit, darum ist dieser Schlüssel so machtvoll und auch so verblüffend einfach. Mittels Achtsamkeit kann ich aus alten Mustern aussteigen, aus Süchten und anderen Abhängigkeiten, aus gewohnheitsmäßigen Dramen. Ich gewinne diesen Moment Zeit, den ich brauche, eine Richtung einzuschlagen, Potential zu erkennen, Optionen und neue Perspektiven wahrzunehmen. Mittels Achtsamkeit kann ich aus jedem Hamsterrad aussteigen, jede schädliche Gewohnheit hinter mir lassen, so auch körperliche Gewohnheiten wie flache Atmung, Hochziehen der Schultern oder eine ungünstige Haltung.[250]

MEDITATION

Wir haben die Vorteile und Möglichkeiten von Meditation bereits angesprochen. Es gibt neben der bekanntesten Form der Meditation in aufrechter Sitzposition zahlreiche andere Meditationstechniken, unter anderem Methoden in Bewegung.[251] Da es darum geht, einen meditativen Zustand zu erreichen, ist der Weg dorthin nebensächlich. Oft genügt die Absicht, die innere Mitte aufzusuchen. Regelmäßige Meditation verändert uns grundlegend, sie macht uns gelassener, souveräner, präsenter und mitfühlender.
„Meditation ist Kultivierung des Bewusstseins mit deutlich positiven Auswirkungen, daher sollte Spiritualität auch im Rahmen der Selbstfürsorge eine

250 Eckhart Tolle hat ein wunderbares Buch zum Thema Achtsamkeit geschrieben: Jetzt! Die Kraft der Gegenwart
251 Es gibt populäre Meditationstechniken in Bewegung von Osho, einem bekannten spirituellen Lehrer

größere Rolle spielen. Spirituelle Praxis bringt die Menschen näher zu sich selbst, daher spüren sie ihre Bedürfnisse besser und können adäquatere Entscheidungen treffen. Dabei findet eine regelmäßige Rückkoppelung an einen inneren Ruhepol statt, die die Wahrnehmung der Welt und die Präsenz in der Welt verändert. Man kann sagen, für Meditierende dauert das Jetzt länger, da sie präsenter sind", so Karl-Heinz Walach bei seinem Wiener Vortrag.
Katrin Jonas stellt in ihrem Buch „Meditation heilt, Schmerzfrei in ein neues Leben" Übungsanleitungen vor, um durch Meditation Schmerz zu reduzieren.

ERNÄHRUNG

Ich möchte den zahlreichen Ernährungsratgebern nichts hinzufügen. Ich möchte nur meine Erfahrung teilen, dass KlientInnen, die ihre Ernährung auf eine bewusste Auswahl, Zubereitung und Einnahme ihrer Nahrung umstellten, überraschende Veränderungen ihrer bis dahin chronischen Nacken- und Rückenschmerzen erlebten. Überraschend deshalb, weil die Ernährungsumstellung aus anderen Gründen erfolgte und der Zusammenhang nicht erwartet wurde.

Als allgemein empfehlenswert und verträglich haben sich bekanntlich saisonale und regionale Produkte erwiesen. Bewusstheit bei Einkauf, Zubereitung und Nahrungsaufnahme sind meine einzige Empfehlung. Und eine gewisse Leichtigkeit, um eine immer häufiger feststellbare Dogmatisierung von Ernährung zu vermeiden.

Dr. Gabriele van Gimborn weist in der Zeitschrift „Lebensweise, Raum für Gesundheit, Genuss und Dialog" darauf hin, dass ausreichendes Trinken wichtig für die Gesundheit ist. Sie meint, dass die nötige Flexibilität und Geschmeidigkeit des Körpers nur mit genügender Flüssigkeitszufuhr gewährleistet ist.[252] Das Trinken von heißem, abgekochtem Wasser stellt in den östlichen Medizinsystemen Ayurveda, Tibetische Medizin und Traditionelle Chinesische Medizin eine wichtige Ressource dar. Das Trinken von heißem Wasser vor dem Frühstück wird besonders empfohlen. Dadurch wird

252 Vgl. Gabriele von Gimborn, Natürliche Hilfe bei Kopfschmerzen, in: Lebensweise, Raum für Gesundheit, Genuss und Dialog, Jahrgang 07, November/Dezember 2016, S. 21

die Elastizität der Gelenke und der Wirbelsäule verbessert, die Beweglichkeit wird erhöht.[253]

SINGEN/TÖNEN/KLÄNGE

Wir haben bereits in der Betrachtung des Kehl-Chakras den Bezug zu Singen und Tönen hergestellt. Beim Tönen steht das körperliche Erleben des Klanges und eigenen Klangraums im Vordergrund. Es geht hier nicht vorrangig um künstlerische Leistungen, sondern um genussvolles Tönen beziehungsweise Singen, egal ob allein oder in Gemeinschaft. Freies Tönen erlauben wir uns oft nur unter Anleitung in Gruppensettings. Jeder Zugang ist empfehlenswert, ermöglicht uns ausgiebiges Tönen doch oft einerseits ein erstauntes Gewahrwerden unbekannter eigener Facetten, andererseits ein wohliges Erforschen und damit Erweitern körperlicher Resonanzräume. Selbst Summen erzeugt Schwingungen, mit denen wir alle Teile unseres Körpers erreichen können.

Klänge haben eine tiefgreifende Wirkung auf unseren Organismus und unseren Geist. Daher sind sie seit jeher Teil von Zeremonien und Ritualen. Wir können mit Klängen unser Befinden regulieren und unser Energiefeld wie auch Räume reinigen. Klänge haben einen besonderen Bezug zum Kehl-Chakra und damit zu unserem Thema Nacken/Schultern.

KREATIVITÄT

Vielfach fühlen wir uns in unserem kreativen Ausdruck gehemmt. Hohe Ansprüche an das eigene Tun verhindern freudvolles Experimentieren. Auch hier haben wir oft kritische Stimmen aus dem Außen verinnerlicht. Dabei gehört Kreativität für viele Menschen zu den befriedigendsten Tätigkeiten. Uns selbst den Raum zu geben, spielerische Erfahrungen mit einer uns anziehenden Ausdrucksform zu machen, kann sehr beglückend sein. Das künstlerische Ergebnis ist hier nicht vorrangig, es geht vor allem um den Prozess, um das Aufgreifen innerer Impulse. Wir kommen uns selbst dadurch näher

253 Vgl. Inka Jochum, Das RückenHeilbuch, S. 18

und unsere Energie kann fließen.Der Psychologe Mihaly Csikszentmihalyi hat den Begriff des „flow" geprägt. Damit ist ein Zustand der Verschmelzung von Tätigkeit und Bewusstsein gemeint, ein Vorgang, bei dem eine Person mit ihrer Tätigkeit und dem Körper eins wird. Es zeigen sich hier deutliche Parallelen zu uralten Praktiken der aktiven Meditation, von Kampfsportkünsten bis zur Gehmeditation. Flow bezeichnet eigentlich einen Glückszustand, es ist emotional beglückend, den eigenen Denkschleifen zu entgehen und für eine Zeit ganz im Körper und in der Situation zu leben.[254] Viele Menschen geraten bei kreativen Tätigkeiten in den Zustand des Flow.

Kreative Therapien wie Musik- und Kunsttherapie helfen bei chronischen Schmerzen, weil sie uns dabei unterstützen, unsere Emotionen auszudrücken. Damit gelangen wir leichter in einen Zustand der Balance und Entspannung. Wir erleben neue Optionen im Umgang mit chronischen Schmerzen.[255]

AROMATHERAPIE

Die Aromatherapie erfreut sich zunehmender Bekanntheit und findet auch in Krankenhäusern und anderen medizinischen Einrichtungen vermehrten Einsatz. Unter den verschiedenen Möglichkeiten der Anwendung von Aromaölen sind Duftlampen, Bäder, Einreibungen, aber auch deren Nutzung in der Küche möglich. Die darin enthaltenen Stoffe haben unter anderem Einfluss auf unseren Hormonhaushalt, das Immunsystem und das vegetative Nervensystem und können gezielt eingesetzt werden, um unser körperliches und psychisches Befinden zu steuern.

Das Wirkungsspektrum ist groß und umfasst harmonisierende, entspannende, stimmungshebende, vitalisierende und erdende Öle. Unter den entspannenden Düften befindet sich Bekanntes wie Lavendel, aber auch Kamille, Sandelholz, Minze oder Iris haben eine entspannende Wirkung. Rose wirkt ausgleichend und kann uns bei der Entspannung und beim Genießen wunderbar unterstützen.

254 Vgl. Wolfgang Tschacher in: Storch et al., Embodiment, S. 33
255 Vgl. Schmerzfolder 2016

Ätherische Öle sind Vielstoffgemische, die Wechselwirkungen hervorrufen können. Daher ist eine Beratung entweder im Einzelhandel oder bei einer oder einem ausgebildeten Aromatherapeutin oder -therapeuten empfehlenswert. Aromatherapie erfährt in den letzten Jahren auch wissenschaftliche Beachtung. In Österreich bemüht sich die Österreichische Gesellschaft für wissenschaftliche Aromatherapie und Aromapflege (ÖGwA), fundierte Daten über den medizinischen Nutzen zu erstellen.[256]

In der indischen Tradition stehen Blumen, Blüten und im Speziellen Duft über das Element Äther in Zusammenhang mit dem Kehl-Chakra. Daher können wir den Bereich des Nackens mit uns angenehmen Düften aus der Aromatherapie gezielt behandeln.

256 siehe auch www.oegwa.at

NACHWORT

Natürlich lässt sich die Fragestellung dieses Buches nicht mit einem Satz beantworten. Viele Faktoren beeinflussen unseren Nacken, ebenso viele Wege führen zu mehr Leichtigkeit und Entspannung. Die Quintessenz meiner Erkenntnisse bestätigt jedoch die Volksweisheit: Mir sitzt die Angst im Nacken.

Wenn wir gestresst sind, uns zu viel aufbürden, uns nicht unseren Bedürfnissen adäquat mitteilen, in einer belastenden Situation verbleiben und so fort, kann man einen gemeinsamen Nenner ausmachen: Wir haben Angst. Angst vor Versagen, davor, nicht gut, tüchtig, hübsch, intelligent, was auch immer genug zu sein, Angst, uns zu blamieren, Angst vor Verlust, Angst um unsere Sicherheit, Angst vor Veränderung. Natürlich kommt Angst in verschiedenen Facetten vor und ist nicht immer leicht zu erkennen, siehe die Ausführungen zum Thema Sucht oder Perfektionismus. Doch letztlich steckt zumeist Angst dahinter.

Wenn wir die Angst jedoch identifiziert haben, können wir im Prozess weitergehen und erkunden, was wir der Angst entgegenzusetzen haben. Sollte uns diese Vorgehensweise überfordern oder wir uns die Auseinandersetzung mit unserer Angst nicht allein zutrauen, gibt es professionelle Hilfe. Letztlich ist dieser Prozess ausgesprochen lohnend: Wir könnten entdecken, dass es unser eigenes Urteil ist, das wir so sehr fürchten. Wir könnten entdecken, dass wir die Macht haben, uns ein lebenswertes, freundliches Umfeld zu schaffen. Unser Nacken kann sich entspannen, wenn auch vermutlich nicht immer und für immer. Aber auf dem Weg dorthin haben wir zahlreiche Ressourcen entdeckt, die unser Leben bereichern und uns ermächtigen.

Die alte Heilerin der Seele

Es sagt die alte Heilerin zur Seele:
Nicht dein Rücken tut weh, sondern die Last.
Nicht deine Augen schmerzen, sondern die Ungerechtigkeit.
Nicht dein Kopf schmerzt, sondern deine Gedanken.
Nicht die Kehle, sondern das, was du nicht ausdrückst oder mit Wut sagst.
Nicht der Magen tut weh, sondern was die Seele nicht verdaut.
Nicht die Leber schmerzt, sondern die Wut.
Nicht dein Herz tut weh, sondern die Liebe.
Und es ist die Liebe selbst, welche die mächtigste Medizin beinhaltet.
(Ada Luz Marquez)[257]

Wenn Sie mir Ihre eigenen Erfahrungen mit dem Thema Nacken/Schultern berichten oder eigene Therapieerfahrungen mitteilen wollen, würde ich mich über Ihr E-Mail an birgit.deutsch@aon.at freuen.

257 Quelle: https://www.newslichter.de/2017/11/die-alte-heilerin-der-seele/

LITERATUR:

RATGEBER MIT ÜBUNGEN FÜR NACKEN/SCHULTERN:

CANTIENI Benita, *Catpower, Das ultimative Körperbuch, Südwest-Verlag, München 2009*

FRANKLIN Eric, *Locker sein macht stark, Wie wir durch Vorstellungskraft beweglich werden, 10. Auflage, Kösel-Verlag, München 2014*

HÖFLER Heike, *Nacken & Schultern entspannen, Sanfte Übungen für lockere Stressmuskeln, Trias-Verlag, Stuttgart 2015*

HOFFMANN Solveig, *Aufrichtig aufrecht, Körperstruktur und Bewegung – Grundlagen der Cantienica-Methode, 2. Auflage, Hogrefe Verlag, Bern 2015*

JOCHUM Inka, *Das RückenHeilbuch, Mit Leichtigkeit für immer schmerzfrei, Nymphenburger-Verlag, München 2000*

KUKLINSKI Dr. Bodo, SCHEMIONEK Dr. Anja, *Schwachstelle Genick, Ursachen, Auswirkungen und erfolgreiche Therapie, 15. Auflage, Aurum-Verlag, Bielefeld 2016*

MÜLLER Divo G., *Bodybliss, das Glück im Körper finden, Sinnliches Bewegungstraining für Frauen, Kösel-Verlag, München 2011*

REIM Nora, *Faszien, Warum unser Bindegewebe so wichtig für Knie, Schultern und Rücken ist, Was Sie für Ihr Faszien-Training brauchen und wie es funktioniert, 2. Auflage, Mankau-Verlag, Murnau a. Staffelsee 2016*

UNSERE BIOLOGISCHEN SYSTEME UND UNSERE PSYCHE BESSER VERSTEHEN:

BAER Udo, FRICK-BAER Gabriele, *Wie Traumata in die nächste Generation wirken, Untersuchungen, Erfahrungen, therapeutische Hilfen, 4. Auflage, Semnos Verlag, Neukirchen-Vluyn 2014*

BAUER Joachim, *Das Gedächtnis des Körpers, Wie Beziehungen und Lebensstile unsere Gene steuern, 6. Auflage, Piper-Verlag, Frankfurt am Main 2015*

BAUER Joachim, *Prinzip Menschlichkeit, Warum wir von Natur aus kooperieren, 8. Auflage, Wilhelm-Heyne-Verlag, München 2006*

BEERLANDT Christiane, *Der Schlüssel zur Selbstbefreiung, Lebensphilosophie für ein glückliches und gesundes Dasein, Enzyklopädie der Psychosomatik, Psychologischer Kernursprung und Kernlösung von 1300 Erkrankungen und anderen Symptomen, 8. Auflage, Verlag Beerlandt Publications, Lierde, Belgien 2016*

BERNDT Christina, Resilienz, *Das Geheimnis der psychischen Widerstandskraft, Was uns stark macht gegen Stress, Depressionen und Burn-out, 4. Auflage, dtv-Verlag, München 2015*

BROWN Brené, *Die Gaben der Unvollkommenheit, Lass los, was du glaubst, sein zu müssen, und umarme, was du bist, Leben aus vollem Herzen, 5. Auflage, J. Kamphausen Mediengruppe GmbH, Bielefeld 2016*

DEHNER-RAU Cornelia, REDDEMANN Luise, *Gefühle besser verstehen, Trias-Verlag, Stuttgart 2011*

GESUND KOMMUNIZIEREN MEDIA KG, *Lebensweise, Raum für Gesundheit, Genuss und Dialog, Jahrgang 07, Oktober/November 2016, Unteraichwald*

GOETTE Sabine, *Selbstheilung, Warum Gesundheit im Kopf beginnt und was die Wissenschaft darüber weiß, Knaur Verlag, München 2015*

GRUHL Monika, *Resilienz, Die Strategie der Stehauf-Menschen, Krisen meistern mit innerer Widerstandskraft, Herder-Verlag, Freiburg im Breisgau 2014*

HAY Louise L., *Heile deinen Körper, Seelisch-geistige Gründe für körperliche Krankheit und ein ganzheitlicher Weg, sie zu überwinden, 37. Auflage, Verlag Alf Lüchow, Freiburg i.Br. 1996*

JONAS Katrin, *Meditation heilt, Schmerzfrei in ein neues Leben, Verlag Via Nova, Petersberg 2017*

KABAT-ZINN Jon, *Zur Besinnung kommen, Die Weisheit der Sinne und der Sinn der Achtsamkeit in einer aus den Fugen geratenen Welt, Arbor-Verlag, Freiamt 2006*

KOPPE Angelika, *Mut zur Selbstheilung, Anleitung zum Gespräch mit dem eigenen Körper, Methode Wildwuchs, Neuauflage 2012, Copyright Angelika Koppe*

MOSETTER Kurt, MOSETTER Reiner, *Wie der Rücken die SEELE und die Seele den RÜCKEN heilt, Arkana-Verlag, München 2015*

MYERS Thomas W., *Anatomy Trains, Myofasziale Leitbahnen für Manual- und Bewegungstherapeuten, 3. Auflage, Urban & Fischer-Verlag, München 2015*

MYERS Thomas, EARLS James, *Faszien-Release zur Verbesserung der Körperhaltung, Für Beweglichkeit, Stabilität und Schmerzfreiheit, riva Verlag, München 2016*

NORTHRUP Christiane Dr.med., *Frauenkörper Frauenweisheit, Wie Frauen ihre ursprüngliche Fähigkeit zur Selbstheilung wiederentdecken können, Goldmann-Verlag, München 2010*

ÖSTERREICHISCHE SCHMERZGESELLSCHAFT ÖSG, *Schmerzfolder 2016, Schmerzen richtig behandeln, Patienteninformationsbroschüre der Österreichischen Schmerzgesellschaft, verfügbar unter*
www.oesg.at

PETZOLD Theodor Dierk, *Gesundheit ist ansteckend, Praxisbuch Salutogenese, Irisiana-Verlag, München 2013*

RUT Mona, *7 Jahre FRAUENKREISE, Verlag epubliGmbH, Berlin 2015*

SCHANDRY Rainer, *Biologische Psychologie, 3. Auflage, Beltz-Verlag, Basel 2011*

SCHWEGLER Johann, LUCIUS Runhild, *Der Mensch, Anatomie und Physiologie, 6. Auflage, Thieme Georg Verlag, Stuttgart 2016*

STELZIG Prim.Dr.med. Manfred, *Was die Seele glücklich macht, Das Einmaleins der Psychosomatik, Ecowin-Verlag, Salzburg 2009*

STORCH Maja, CANTIENI Benita, HÜTHER Gerald, TSCHACHER Wolfgang, *Embodiment, Die Wechselwirkung von Körper und Psyche verstehen und nutzen, 3. Nachdruck, Huber-Verlag, Bern 2015*

TODD Mabel E., *Der Körper denkt mit, Anatomie als Ausdruck dynamischer Kräfte [Originalausgabe 1937], Huber-Verlag, Bern 2015*

TULKU Tarthang, Kum Nye, *Selbstheilung durch Entspannung, Massagen und Bewegungsübungen aus dem alten Tibet, O.W. Barth Verlag, München 2010*

WOLF Doris, MERKLE Rolf, *Gefühle verstehen Probleme bewältigen, Eine Gebrauchsanleitung für Gefühle, 32. Auflage, Pal-Verlag, Mannheim 2016*

ENERGETIK:

BETZ Robert, *Ja zum Leben, Dein Körper ist dein bester Freund, nie dein Feind, in: Pulsar, Zeitschrift für Aktives Bewusstsein – Gesundheit, Therapie, Innere Entwicklung, Nr. 9, Nov. 2016, Bach Verlag KG, Heiligenkreuz a. W.*

HEMM Dagmar, NOLL Andreas, *Die Organuhr, Gesund im Einklang mit unseren natürlichen Rhythmen, Gräfe und Unzer-Verlag, München 2015*

HOBERT Dr.med. Ingfried, Moxa, *Mantras und Gebetsmühlen, Das alte Heilwissen aus den Hochtälern des Himalaya, in: Pulsar, Zeitschrift für Aktives Bewusstsein – Gesundheit, Therapie, Innere Entwicklung, Nr. 9, Nov. 2016,*
Bach Verlag KG, Heiligenkreuz a. W.

KAPTCHUK Ted J., *Das große Buch der chinesischen Medizin, Die Medizin von Yin und Yang in Theorie und Praxis, O.W.Barth – Heilkundliches Wissen, Otto Wilhelm Barth-Verlag, 3. Auflage der Sonderausgabe, Bern, München, Wien 1992*

KNEIPP-VERLAG GmbH Co KG (Hrsg.), *Handbuch der alternativen Heilkunde von A – Z, Krankheiten erkennen und gezielt behandeln, Kneipp-Verlag, Wien 2010*

LÜBCKE Susanna, SÖLLER Anne, *EmotionalKörper-Therapie, Glücklich und gesund durch die Heilung der Gefühle, VerlagM, Birgit Zart, Tremmen, April 2009*

LUNDBERG Paul, *Die heilende Kraft des Shiatsu, Mehr Energie, Gesundheit und Wohlbefinden durch die Kunst des Berührens, Mosaik Verlag, München 1992*

WALTER Johannes
Chakraerfahrung durch Symbole, Visualisierung, Meditation, Naturerleben, Körperwahrnehmung, Atmen und Mudras, Heyne Esoterisches Wissen, München 1993

WAUTERS Ambika
Chakren verstehen, Librero-Verlag, Kerkdriel 2015

WILLIAMSON Marianne
Rückkehr zur Liebe, 3. Auflage, Goldmann-Verlag, München 2016